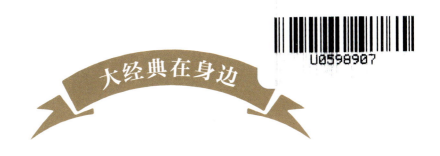

大经典在身边

超级引擎

对症养五脏

邓 旭　主编

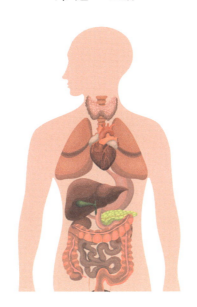

内蒙古科学技术出版社

图书在版编目（CIP）数据

超级引擎：对症养五脏 / 邓旭主编 . -- 赤峰：内
蒙古科学技术出版社 , 2025. 3. --（大经典在身边）.
ISBN 978-7-5380-3857-6

Ⅰ. R212

中国国家版本馆 CIP 数据核字第 202548819U 号

超级引擎——对症养五脏

主　　编：邓　旭

组织策划：梁　旭　季文波

责任编辑：张继武

装帧设计：深圳市弘艺文化运营有限公司

出版发行：内蒙古科学技术出版社

地　　址：赤峰市红山区哈达街南一段 4 号

邮购电话：0476-5888970　6980897

印　　刷：天津画中画印刷有限公司

字　　数：252 千

开　　本：710mm×1000mm　1/16

印　　张：14

版　　次：2025 年 3 月第 1 版

印　　次：2025 年 3 月第 1 次印刷

书　　号：ISBN 978-7-5380-3857-6

定　　价：58.00 元

前 言 PREFACE

　　《黄帝内经》简称《内经》，由《灵枢》与《素问》两大篇章构成，是我国医学典籍中历史最为悠久的瑰宝。该书系统而全面地构建了中医学的理论框架，体现了中医学的核心理念与学术精髓，为中医学的后续发展奠定了基础。

　　《内经》阐述了五脏——心、肝、脾、肺、肾在人体健康中不可或缺的核心地位。五脏不仅是生命活动的中枢，还主导着气、血、津液、精等生命基础物质的生成、流通及其功能发挥，确保全身各系统和谐运作。人的精神、情绪也与五脏息息相关，健康的五脏能孕育正面情志、增强体质、提升免疫力，是延年益寿的关键。

　　五脏健康是身体健康的基石，几乎所有身体问题均可追溯至五脏的失衡。五脏之间及五脏与六腑之间存在错综复杂而又紧密的联系，它们通过经络系统相互沟通，共享信息，协同作业，形成了一个高度协调、统一的有机整体。这种内外相连的网络，不仅涵盖了六腑、五官、九窍、五体等内部器官，还外延至自然界的五方、五时、五气等，体现了人与自然的和谐共生。因此，当五脏出现异常时，其变化往往能通过五官等外在表现被敏锐捕捉，为早期诊断提供依据。在治疗时，中医强调不仅要针对症状本身，更要追根溯源，调整五脏功能，以达到标本兼治的效果。

《超级引擎——对症养五脏》正是基于这一理念，结合现代人的生活习惯与健康需求，从经典中汲取智慧，同时融入现代科学认知，系统归纳出一套适合现代人的五脏养生之道。全书分六章展开，首章总述五脏养生之理，后五章则分别针对心、肝、脾、肺、肾，从四季变化、情绪管理、日常作息、饮食调养、经络保健等多个维度进行讲解，全面传授五脏养生的具体方法。这些方法简便易行，鼓励读者在生活中实践，持之以恒，促进五脏和谐，提升整体健康水平。

书中提及的药膳与方剂，虽为辅助疗法，但在使用前请务必咨询专业医师，确保安全有效。我们期望每位读者都能通过本书掌握科学的养生之道，五脏安和，身心健康，享受健康长寿的美好人生。

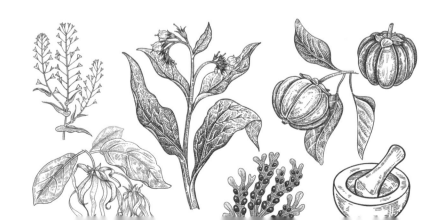

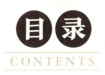

目 录
CONTENTS

第一章　养生先养五脏

02

第二章 养心：五脏六腑之主

第三章　养肝：疏泄藏血的将军之官

04

第四章 养脾：运化统血的仓廪之官

🌿 第五章　养肺：吐故纳新的相傅之官

06

🌱 第六章　养肾：藏精纳气的作强之官

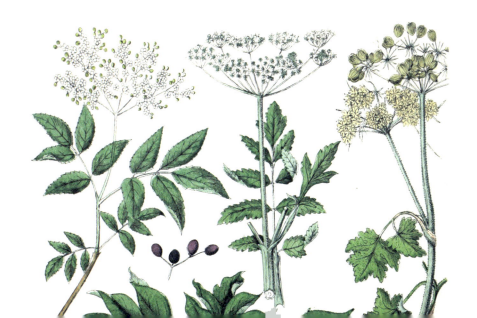

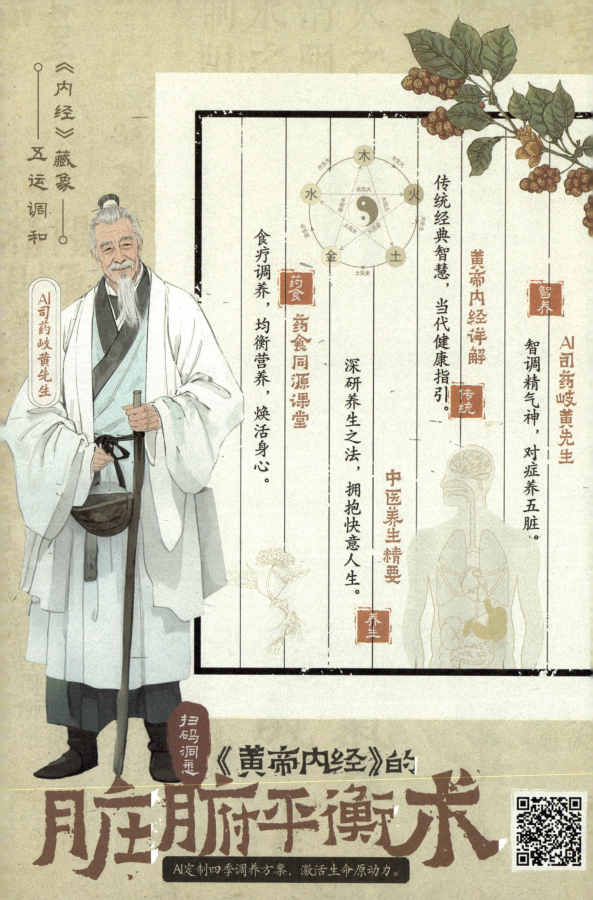

《内经》藏象——五运调和。

AI司药岐黄先生

传统经典智慧，当代健康指引。

黄帝内经详解 传统

智养

AI司药岐黄先生

智调精气神，对症养五脏。

食疗调养，均衡营养，焕活身心。

药食
药食同源课堂

深研养生之法，拥抱快意人生。

中医养生精要

养生

扫码洞悉

《黄帝内经》的

脏腑平衡术

AI定制四季调养方案，激活生命原动力。

第一章

养生先养五脏

　　五脏包括心、肝、脾、肺、肾，它们不仅是人体生理功能的核心，更是精神与情感的源泉，它们各司其职，相互依存，共同维系着生命的和谐与平衡。在本章，我们将深入探索五脏养生的奥秘，揭示每一脏器在维系人体健康中的重要作用。

扫码查看
- AI司药岐黄先生
- 《黄帝内经》详解
- 中医养生精要
- 药食同源课堂

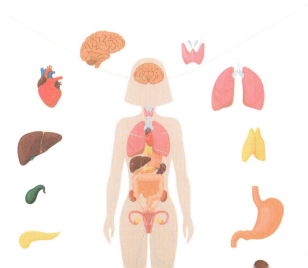

藏象学说与五脏

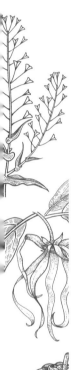

　　"藏象"理论源自《素问·六节藏象论》，该理论深刻融合了"藏"与"象"两大要素。"藏"即指深藏于体内的内脏器官，"象"则是指这些内脏在体表所展现出的生理与病理征象。明代名医张景岳精辟地阐述道："藏居于内，形见于外，故曰藏象。"藏象学说是古代医者历经长期临床实践，基于初步解剖知识，通过归纳推理与取象比类等方法，深刻洞察内脏功能及其外在表现而逐步形成的理论体系。

　　此学说将人体脏腑细分为五脏、六腑及奇恒之腑。五脏——心、肝、脾、肺、肾，共同特征在于能贮藏生命活动所必需之精微物质，如精、气、血、津液等；六腑——胃、大肠、小肠、膀胱、三焦、肛门，则主要负责食物的接收、传输、消化，负责废物的排泄；奇恒之腑，包括脑、髓、骨、脉、胆、女子胞，它们虽形态似腑，却具备类似五脏贮藏精气的功能。

　　值得注意的是，脏腑中的五脏，其概念在中医中远非单纯解剖学上的定义，而是涵盖了生理、病理乃至情志等多维度的综合体系。五脏之名虽与现代解剖学有所对应，但其内涵更为丰富。具体而言，中医五脏包含三层意义：一是实体脏器，即直观可察之心、肝、脾、肺、肾；二是功能层面，强调其生化与贮藏精、气、血、津液及神的核心作用；三是情志层面，即与喜、怒、思、悲、恐五情紧密相连，称为五志或五神。

　　五脏与六腑之间，以及五脏相互之间，存在着错综复杂而又和谐统一的联系。它们通过经络这一信息通道，相互制约、依存、协作，确保气、血、津液在全身顺畅循环，形成一个高度协调的整体系统。此外，五脏的健康状况亦能直观反映于体表，如"舌为心之苗"，即通过舌象可窥见心脏之状况。中医四诊法中的"望诊"，正是运用这一原理，通过观察人体外部征象来洞悉内脏状况，生动体现了藏象学说在实践中的广泛应用与深远价值。

五脏是人体的指挥官

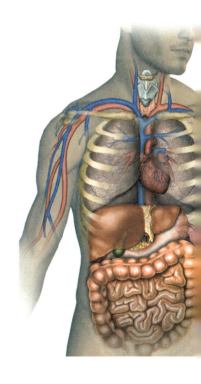

　　《黄帝内经》有这样一段生动的描述："邪风之至，疾如风雨……故善治者治皮毛……其次治肌肤……其次治筋脉……其次治六腑……其次治五藏。"此言道出了疾病侵袭人体的层次与紧迫性：五脏作为人体防御的最后防线，一旦受损，治疗便显得尤为棘手。因此，强调疾病的早期发现与及时治疗，是守护健康的不二法门。

　　那么，五脏在人体这一复杂系统中究竟扮演着怎样的角色呢？若以形象喻之，"指挥官"与"调遣师"的称号恰如其分地概括了它们的职能。《脾胃论》记载："所谓五脏者，藏精气而不泻也。"这里的"藏"，不仅指物理上的存储，更蕴含了生化与蓄养精气的深层意义。在人体这架精密的机器中，五脏犹如核心控制室，其他内脏器官、四肢百骸、经络血脉乃至官窍，皆围绕其运行，受其指挥与调度。

　　具体而言，心脏如同泵站，以其有力的搏动推动气血遍布全身；肝脏则担任疏泄之职，确保气血流畅无阻；脾脏则专注于消化吸收，将食物转化为滋养四肢百骸的精微物质；肺脏通过呼吸调节，不仅关乎气体交换，还参与水液代谢的调控；而肾脏更是生命之根，主宰着人体的生长发育与生殖繁衍。五脏相互协作，共同维系着生命活动的生生不息，构成了一个高效运转的循环系统。

此外，五脏还广泛影响着六腑、四肢、五官、九窍乃至人的情绪变化。各种情绪，如喜、怒、忧等，皆与五脏紧密相关，是五脏生理功能的外在表现。因此，养护五脏不仅是维护身体健康的关键，更是调节情绪、保持心理健康的重要途径。

五脏六腑之间的关系

《黄帝内经》将外部的皮毛肌腠称为"表"，而内部的五脏六腑则称为"里"，在脏腑的相互关系中，进一步明确了五脏与六腑的表里对应关系——肺与大肠、心与小肠、肝与胆、脾与胃、肾与膀胱、心包与三焦。它们之间既相互独立，又紧密相连，共同维系着人体的生理平衡。

1. 肺与大肠相表里

肺气的肃降助力大肠传导，而大肠的顺畅又促进肺气的顺畅下降，两者相互依存，构成了一个微妙的平衡系统。这种关系在生活中屡见不鲜，如咳喘患者若大便不畅，其症状往往加剧；反之，肺的功能障碍也可能引发大肠的不适。

2. 心与小肠相表里

心与小肠之间通过经脉紧密相连，它们的生理状态在病理上也会相互反映。当心火旺盛时，不仅舌尖发红、口腔溃疡，还可能伴随小便赤短、尿道涩痛，这正是心与小肠表里关系的体现。

3.肝与胆相表里

肝主疏泄，分泌胆汁，而胆则负责贮藏和排泄胆汁。两者在功能上相辅相成，任何一方出现问题都会影响到另一方。如肝气郁结时，人易生怒，脸色发青，甚至伴随口苦，这是肝胆不和的表现。

4.脾与胃相表里

脾胃乃气血生化之源，共同负责食物的消化、吸收和运输。胃气主降，使食物得以下行；脾气主升，将营养物质输送到全身。这一升一降的默契配合，是维持身体健康的关键。

5.肾与膀胱相表里

肾与膀胱通过经络相连，共同调节水液代谢。肾的气化作用使津液转化为尿液储存于膀胱，肾阳虚时则可能导致尿频、遗尿等问题，这是肾脏功能对膀胱的直接影响。

6.心包与三焦相表里

心包，又称"心包络"，是心脏的外围保护组织，具有护卫心脏、代心受邪的作用；三焦则是上焦、中焦、下焦的统称，主司人体气化与水液代谢。心包通过经络与三焦相连，二者在功能上相互依存。若三焦气化失常，水液代谢紊乱，可能导致心包受邪，出现心悸、胸闷等症状；若心包功能失调，也可能影响三焦的气机运行，引发水肿、尿少等问题。

除了上述的相辅相成关系外，五脏与六腑之间还存在着相互制约的关系，如脾与胃的燥湿相济、升降相因。正是这种既对立又统一的关系，保证了人体各器官之间的和谐共生，使得人体能够充分吸收和利用各种营养物质，满足生命活动的需要。

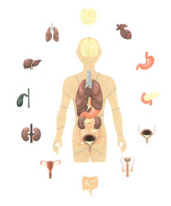

经络与五脏六腑的关系

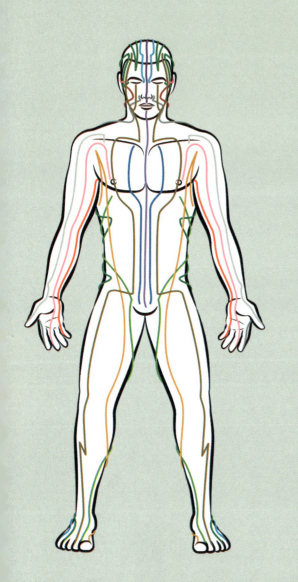

经络系统作为中医理论的核心组成部分，是经脉与络脉的统称，在人体内扮演着至关重要的角色。它不仅负责气血的流通，还承担着联络脏腑肢节、沟通内外环境、传导信息及调节功能平衡等多重任务。深入了解经络与五脏六腑之间的关系，对于理解中医理论及临床实践具有重要意义。

经络系统主要是由经脉系统和络脉系统两大版块构成。其中，十二经脉作为经络的主体，与五脏六腑存在着直接而紧密的联系。十二经脉包括手三阴经（手太阴肺经、手厥阴心包经、手少阴心经）、手三阳经（手阳明大肠经、手少阳三焦经、手太阳小肠经）、足三阴经（足太阴脾经、足厥阴肝经、足少阴肾经）、足三阳经（足阳明胃经、足少阳胆经、足太阳膀胱经）。每一经均对应特定的脏腑器官，形成了复杂的网络体系。

脏腑与经络之间存在着错综复杂而精妙的联系，这种联系既包括直接的通路，也涵盖间接的桥梁作用。直接联系体现在五脏六腑之间通过特定的经络直接相连，形成了一个紧密相连的生理网络；而间接联系则是指某些脏腑之间的相互作用需借助其他脏腑及经络作为中介来实现，这种复杂的交互确保了人体内部系统的和谐统一。

正是基于这样的直接与间接联系，五脏六腑被巧妙地编织成一个有机的生命体。在这个体系中，体表的疾病能够沿着经络的路径向内传递至脏腑，同样，脏腑内部的病变也会通过经络的映射在体表显现出相应的症状。这一机制为中医诊断和治疗提供了重要的理论依据。

当我们身体不适时，若能掌握经络的知识，便可通过刺激相应经络上的穴位来调和气血、疏通经络，从而达到缓解症状、恢复健康的目的。经络在此犹如城市的公交网络，而穴位则是这些线路上的关键站点，找准了站点，便能顺利抵达健康的目的地。

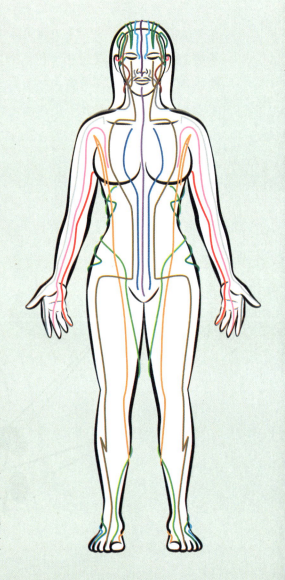

五脏的养生方法

｛以五行养五脏｝

五行学说是古人阐述物质世界的一种传统智慧，它将宇宙间万千事物归结为金、木、水、火、土五种基本元素的运动与变化。五行不仅代表了自然界的基本构成，还通过相生相克的关系，深刻揭示了事物间相互依存与制约的微妙平衡关系。《黄帝内经》将这一理论应用于人体，以五行来阐释五脏（心、肝、脾、肺、肾）之间的内在联系，每脏分别对应火、木、土、金、水五行属性。

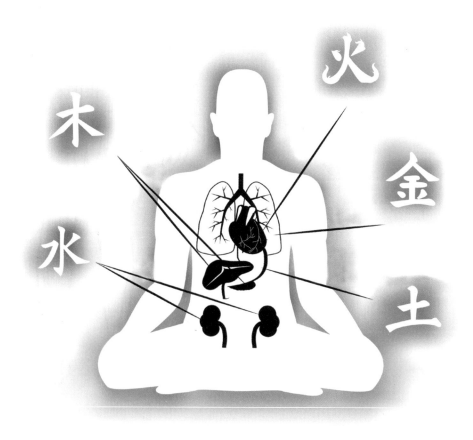

深入探究五行特性：金，象征清洁、肃降与收敛，凡具此类特性者皆归金类；木，寓意生长、升发与条达，代表生机盎然的力量；水，以滋润、寒凉及向下流动为特性，滋养万物而不争；火，炽热而上升，温暖而光明，是所有热烈与向上的象征；土，则象征生化、承载与受纳，如同大地母亲，孕育并滋养着万物。

在人体五脏中，五行相生体现在：肝木藏血以滋养心火，如春日木生火；心火之热温煦脾土，促进运化，犹如火生土；脾土运化精微滋养肺金，是土生金的典范；肺气清肃下行，助肾水沉静，实现金生水；而肾水藏精，又可涵养肝木，形成水生木的循环。如此相生，确保了五脏功能的和谐。

同时，五行相克也是维持平衡的关键：肝木条达可疏泄脾土之壅滞，防其过滞；脾土运化水湿，避免肾水泛滥无度；肾水上济心火，以防其过亢；心火温煦肺金，促其宣发适度，不致过于肃降；肺金清肃则能制约肝木过度生发，防止肝气逆乱。这种相克关系，实则是五脏间相互制约、调节的重要机制。

五行五脏养生理论

土（脾）胃
消化系统 滋补
开窍于口、唇
其华在肌肉
表象：思，黄甜

火（心）小肠
内分泌系统 清洁
开窍于舌
其华在脸
表象：喜，红苦

金（肺）大肠
呼吸系统 利汗
开窍于鼻
其华在皮毛
表象：悲，白辛辣

木（肝）胆
免疫系统 收敛
开窍于目
其华在爪、筋
表象：怒，青酸

水（肾）膀胱
循环系统 软化
开窍于耳
其华在发、骨
表象：恐，黑咸

夏　长夏　相生路线　甜　苦　辣　相克路线　春　秋　酸　咸　冬

｛以五志养五脏｝

人都有七情六欲，情和欲在汉语语境中，是不同的两个概念。情涵盖了人类丰富的情感世界，是心理活动的细腻展现；而欲则直指人的基本生存与享受需求，根植于生理的本能之中。情常被喻为心灵的抒发，而欲则是身体需求的直接反映。

尽管情欲作为人类基本的心理与生理需求不可或缺，但过度沉浸其中可能会带来伤害：情深则心伤，欲炽则体损。如何处理情欲与健康的关系，显得尤为重要。《黄帝内经》将七情——喜、怒、忧、思、悲、恐、惊精炼为五志，即怒、喜、思、忧、恐，并巧妙地将之与五脏相连，揭示了情志过度如何扰乱气机，导致气血失衡，进而诱发多种疾病。

具体而言，《黄帝内经》认为，怒伤肝，喜伤心，思伤脾，忧伤肺，恐伤肾。

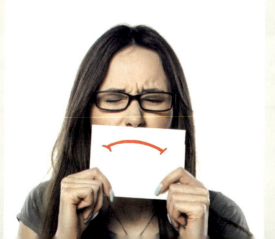

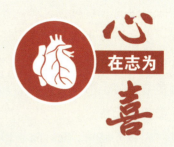

心 在志为 **喜**

关系： 心主血脉，心血充足则心神得养，使人精神愉悦，表现为喜。喜属良性情绪，可使心气舒缓，有益于心主血脉的生理功能。但过喜则伤心，导致心神不宁，甚至引发心脏疾病。

影响： 适度喜悦可以调和气血，促进身心健康；但过度喜悦则可能损伤心神，出现心悸、失眠等症状。

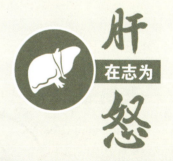

肝 在志为 **怒**

关系： 肝主疏泄，调畅气机。当肝气疏泄太过或不及时，易表现为怒。怒可发泄压抑的情绪，但过度发怒则会导致肝气上逆，气血紊乱。

影响： 适度发怒有助于肝气疏泄，但过度发怒则可能损伤肝脏，出现头痛、目赤、胁痛等症状。

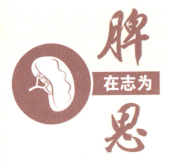

脾 在志为 思

关系： 脾主运化，化生营气以营养意。思虑过度则伤脾，导致脾气郁结，运化失常。

影响： 适度思考有助于解决问题，但过度思虑则可能损伤脾胃，出现食欲不振、脘腹胀满等症状。

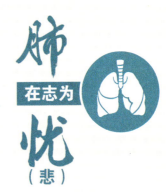

肺 在志为 忧 （悲）

关系： 肺主气，司呼吸。肺气不足或气机不畅时，人易表现为忧愁或悲伤。过度悲伤则耗伤肺气，影响呼吸功能。

影响： 忧愁或悲伤过度可能导致肺气耗伤，出现气短、胸闷、咳嗽等症状。

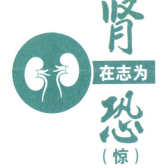

肾 在志为 恐 （惊）

关系： 肾藏精，主骨生髓。肾气充足则人胆气壮，不易受惊恐。过度恐惧则伤肾，导致肾气下陷、二便失禁等。

影响： 适度恐惧可以让人保持警惕，但过度恐惧则可能损伤肾脏，出现腰膝酸软、遗精滑精等症状。

学会调节情绪，保持心境平和，是预防疾病、促进身心和谐的关键。面对生活中的喜怒哀乐，我们应当以平和的心态去应对，做到"不以物喜，不以己悲"，通过合理的方式释放压力，如倾诉、冥想、运动等，以维护五脏六腑的平衡与和谐。正如古人所云，情志调养是养生之道中不可或缺的一环，它关乎我们的身心健康，更关乎生活的质量与幸福。

{顺四时养五脏}

古人深信，宇宙浩瀚，天地为一大宇宙，人体则微妙地映射为一小宇宙，其内脏之气的流转与自然界阴阳五行的律动息息相通。因此，调养五脏需紧密契合自然气候的变迁，唯有如此，方能维持人体内外环境的和谐统一，而失衡将致健康受损。

自然界更迭着春、夏、秋、冬四季，五行则依次呈现木、火、土、金、水的变换，这些变化孕育出寒、暑、燥、湿、风等多样气候，影响着万物生长，遵循着生、长、化、收、藏的自然法则。故而，五脏养生之道在于顺应四季更迭之规律，以"生、长、化、收、藏"为纲，旨在增强体质，延年益寿。

春季，万物复苏，与五行之木相应，肝亦属木，故此时宜养肝。春季生机盎然，促使人们伸展筋骨，积极参与户外活动，以"生"为养生主旨，释放活力，避免压抑。

夏日炎炎，心火旺盛，与夏气相应。《素问·六节藏象论》云："心者，生之本，神之变也，其华在面，其充在血脉，为阳中之太阳，通于夏气。"强调夏季应顺应"长"势，积极进取，同时注重养心护阳，促进体内阳气充沛。

长夏之际，介于夏秋之间，脾土当令，养生重点在于"化"。此时，万物由盛转衰，自然界呈现阴阳交替之象，人体亦应顺应此变化，通过脾的运化功能，促进体内外物质交换，维持四季轮转的有序进行。

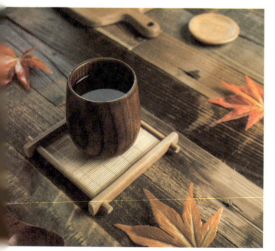

秋季，金气肃杀，肺脏属金，是收获与储备的季节。人体亦应顺应"收"的节律，加强营养，为即将到来的寒冬储备能量，通过饮食调养，增强体质。

冬季，水寒土冻，肾脏属水，主藏精。随着自然界的万物归藏，人体亦应进入"藏"的状态，注重保暖，补肾益精，尤其是食用羊肉等温补食物，以抵御严寒，保养身体。

食物的五色五味与五脏

中医认为，五脏中的心、肝、脾、肺、肾与五色、五味之间存在着精密而微妙的对应关系。这种关系不仅揭示了自然界的和谐法则，也为人们提供了通过观察面色、调和饮食来维护健康的重要途径。

五色入五脏，以食物颜色调养五脏

中医将自然界的金、木、水、火、土与人体五脏——心、肝、脾、肺、肾紧密相连，并进一步映射到食物的五色——白、青、黑、红、黄。

《灵枢·五色》指出面部五色与五脏的对应关系，即青色养肝、赤色养心、白色润肺、黄色益脾、黑色补肾，揭示了通过食物颜色调养五脏的奥秘。

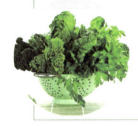

青色

象征生机盎然的木，对应肝脏，有助于提升肝脏解毒功能，适合血压偏高、情绪易激动者，多食用青皮萝卜、芹菜、莴笋等绿色蔬菜，能有效清肝降火。

红色

如火般热烈，滋养心脏，既能温补心阳，如辣椒、羊肉、荔枝、樱桃，又能清心热，如红心萝卜、西红柿，可适合不同体质需求。

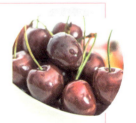

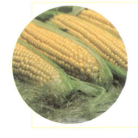

黄色

宛如大地之土，滋养脾胃，增强消化与吸收能力。小麦、小米、玉米、板栗等黄色食物是补脾益胃、滋养气血的佳品。

白色

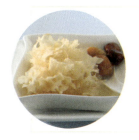

纯净如金，对应肺部，百合、银耳、莲藕、白果、等白色食物能够滋养肺阴，促进呼吸系统健康。

黑色

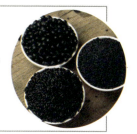

深邃似水，滋养肾脏，黑豆、黑米、黑木耳、海带、乌鸡等黑色食材皆为补肾益精的上乘之品。

自然界的万物，包括我们日常所食的蔬菜与肉类，皆蕴含五行之精华，能为人体提供必需的营养。作为自然界一部分的人类，需顺应自然规律，通过合理搭配五色食物，保持体内平衡，根据自身体质选择适宜的食物，以滋养五脏，达到健康长寿的目的。

五味养五脏，过犹则不及

世间万物，食各有味。中医认为，万物之食皆归于五"味"——酸、甘、苦、辛、咸。此外还有淡味和涩味，不过人们习惯将淡味归属于甘味，涩味归属于咸味。

《灵枢·五味》有云："五味各走其所喜。谷味酸，先走肝；谷味苦，先走心；谷味甘，先走脾；谷味辛，先走肺；谷味咸，先走肾。"每一味都承载着独特的养生奥秘，适量食之，能滋养脏腑，反之则可能引发疾病。因此，了解食物的五味属性及其与脏腑的对应关系，是食疗养生的基础。

酸味具有收敛之功，能缓和肝阳过亢之症，对于肝阴不足者尤为适宜。然肝气郁结者，则宜选辛润之物以疏解。

苦味能清热燥湿，适合热证、湿证患者。如苦瓜清热明目，莲子心清心安神，皆为佳品。但心肾不交者，则需咸寒之物以滋阴潜阳。

甘味补益，对气虚、血虚、阴虚、阳虚及五脏虚弱者大有裨益。然"过犹不及"，过食甘味则易伤脾胃，导致腹胀、厌食、肥胖等问题。

辛味能行气活血，驱散寒邪。感冒鼻塞、咳嗽时，生姜、紫苏叶可发汗解表；风湿痹痛者，白酒或药酒能温通血脉。同时，辛味亦能缓解胃痛、腹痛及痛经。

咸味归肾，具有补肾之效。许多补肾药材如鹿茸、紫河车等，以及经盐炒处理的补养药，其补肾作用更明显。但咸味过重亦会损伤肾脏，需适量为宜。

在日常饮食中，我们应当合理搭配饮食五味，以达到滋养五脏、强健体魄的目的。同时，也要警惕过食某一味所带来的危害，做到五味调和、适量为宜。

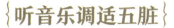

{听音乐调适五脏}

中医认为，五脏中的心、肝、脾、肺、肾与五音中的徵、角、宫、商、羽存在着紧密的对应关系。这种对应关系体现了中医"天人合一"的哲学思想，即通过外界的声音来影响和调节人体内部的脏腑功能。根据五脏的不同特点和自身健康状况，选择合适的音乐曲目进行聆听。

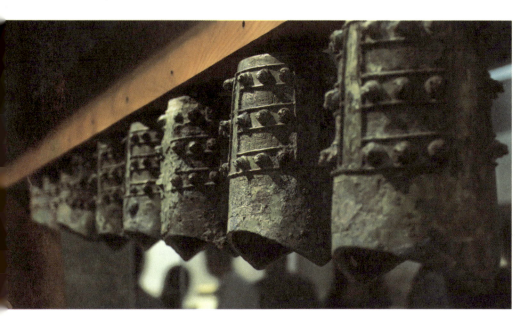

心——徵音：徵音相当于简谱中的"5"，具有热烈欢快、活泼轻松的特点，可入心，有助于心气的平和与心血的畅通。

肝——角音：角音相当于简谱中的"3"，具有生机盎然、曲调亲切爽朗的特点，可入肝，能够调达气机、舒缓情绪。

脾——宫音：宫音相当于简谱中的"1"，风格悠扬沉静、淳厚庄重，可入脾，有助于脾胃的消化和吸收功能。

肺——商音：商音高亢有力、铿锵雄伟，具有"金"之特性，可入肺，有助于肺气的宣发和肃降。

肾——羽音：羽音清纯哀怨、苍凉柔润，具有"水"之特性，可入肾，有助于肾气的蕴藏和精气的充盛。

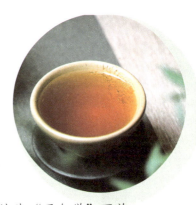

心脏不适者就听《紫竹调》

在五音体系中，徵音专属于心，对应于简谱中的"5"，它如同徵调式乐曲那般，洋溢着热烈欢快、轻松活泼的旋律，构建出一种层次分明、令人心旷神怡的氛围，恰似火的温暖与活力，能够深深触动人心。而《紫竹调》这首曲目正是滋养心灵的佳作，它巧妙融合了代表火的徵音与象征水的羽音，两者相辅相成，既防止心火过亢，又避免水气过寒，从而和谐地促进心脏功能的顺畅运行。

推荐在每晚9点至11点这一时段聆听。中医认为"子午觉"至关重要，因此在子时之前，通过这首乐曲让心绪归于宁静，为高质量的睡眠铺平道路，过早或过晚聆听都可能错过其最佳效用。此外，在聆听的同时，泡上一杯红茶，还可加入少许绿茶，这样的茶饮搭配，既能温补心脏，又添几分雅致，让心灵与身体在音乐的海洋中共同遨游，达到身心和谐统一。

肝脏不适者就听《胡笳十八拍》

在中医五音理论中，角音与肝相应，对应于简谱中的"3"。角调式的音乐，其旋律宛如春天回归，万物复苏，生机勃勃，旋律亲切且明朗，蕴含着"木"的生机特性，能有效作用于肝脏。其中，《胡笳十八拍》被公认为最适宜养肝的乐曲。

此曲巧妙地融入了肝所需的"木"之元素，同时虽略带重一些的商音（属金），却恰好能调和体内过盛的木气，避免其过犹不及。而曲中又不失时机地融入了柔和的水音（属水），水能生木，进一步滋养并柔化肝气，使之运行更为顺畅无阻。

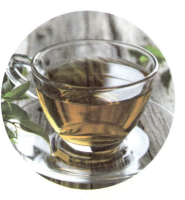

建议在每日的戌时至亥时（即晚上7点至11点）聆听。此时段，自然界的阴气渐盛，聆听此曲既能有效抑制过强的肝气，防止其转化为肝火，又能借此时段浓厚的阴气来滋养肝脏，达到平衡与和谐的状态。在享受音乐的同时，不妨泡上一杯绿茶，并轻轻撒入少许白茶，两者相合，有助于顺畅肝气，增添一份身心的宁静与舒适。

在五音疗法中，宫音与脾相应，对应于简谱的起始音"1"。宫调式的音乐，其旋律悠扬而沉静，宛如大地之土，淳厚而庄重，能够深入脾胃，给予温柔的抚慰与滋养。

适合调养脾胃的乐曲为《梅花三弄》。此曲以其温婉的旋律著称，虽包含一些频促的音阶变化，但整体上与宫音和谐相融，能够温和地激发脾胃的活力。在乐曲的悠扬旋律中，脾胃仿佛被赋予了节奏，促进了食物的消化与吸收过程，有助于缓解脾胃不适。

建议在进餐时或餐后的1小时内聆听。伴随着《梅花三弄》的旋律，泡上一杯黄茶，并轻轻添入少许红茶，这样的茶饮组合能够进一步温和地调节脾胃功能。黄茶本身具有健脾开胃的功效，而红茶能温暖脾胃，两者相辅相成，效果更佳。

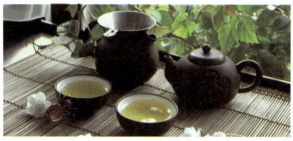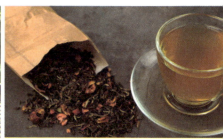

在中医五音理论中，商音与肺相应，对应于简谱中的"2"。商调式音乐以其高亢悲壮、铿锵有力的旋律著称，展现出"金"的刚劲与纯净，能够深入肺部，起到滋养与调理的作用。

《阳春白雪》不仅曲调悠扬高亢，还巧妙地融入了宫音（属土）与微音（属火）的元素。宫音如同大地之土，能够滋养肺气，助其苗壮成长；而微音则如同温暖之火，有助于平衡肺内阴阳，避免肺气过亢或过弱。在《阳春白雪》的旋律中，仿佛有一股力量在温柔地梳理着肺部的每一个角落，使其恢复原有的清新与活力。

建议在下午3点至7点之间聆听。此时，太阳逐渐西沉，自然界的金气最为旺盛，与人体内的肺气相呼应。在这样的时刻，随着《阳春白雪》的旋律起伏，配合自然的呼吸节奏，可以深刻感受到肺气在体内的充盈与流动。同时，饮一杯特制的茶也是不错的选择：以白茶为主，适量加入红茶与黄茶，既能生补肺气，又能帮助清除肺部积累的杂质与毒素，让肺部在音乐的陪伴下得到全面的呵护与滋养。

在中医五音理论中，羽音与肾脏相应。它如同简谱中的"6"，旋律清纯而略带凄切哀怨，又蕴含着苍凉柔润之美，宛如行云流水，尽显"水"之灵动与深邃，能够深入肾脏，滋养其根本。

《梅花三弄》通过舒缓而和谐的五音搭配，巧妙地运用了五行相生的自然法则，仿佛有一股温暖而持续的力量，在不经意间将能量缓缓输送至肾脏，助其恢复生机与活力。一曲终了，不仅令人神清气爽，更让人感到身心轻松愉悦。

建议在上午7点至11点之间聆听此曲。此时，随着气温的逐渐升高，人体内的肾气也正处于上升阶段，正是借助音乐之力，促进肾中精气充盈的绝佳时机。在欣赏乐曲的同时，不妨泡上一杯特制的茶饮——以黑茶为主，适量加入白茶，两者相辅相成，既体现了五行相生的智慧，又能进一步助力肾脏的调养与恢复。

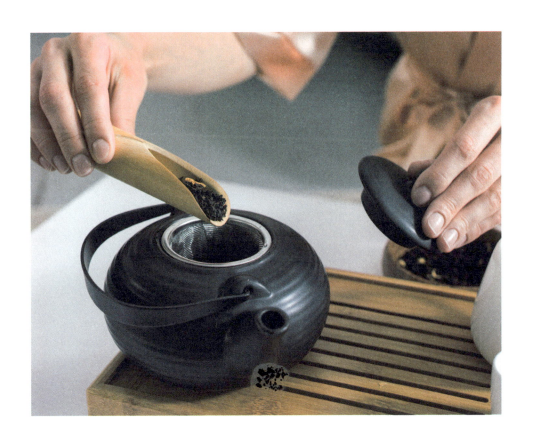

从五官详诊五脏之病

{五脏疾病可通过五官判断}

五官即眼、耳、鼻、唇、舌，虽细微，却蕴含着可以其窥探全身健康的奥秘。在中医理论中，五官被视为五脏（心、肝、脾、肺、肾）的外在表现窗口，它们各自的功能与状态能够映射出相应脏腑的健康状况，同时与其他脏腑也保持着紧密的关联。

《黄帝内经》指出，人体内的十二经脉与三百六十五络脉的气血均汇聚于面部，并通过五官得以展现。具体而言，眼睛因精气的滋养而能视，耳朵因气的流通而能听，鼻子因宗气的上达而能嗅，而唇舌则在获得滋养后拥有了品味的功能。书中还明确指出，鼻为肺之官，目为肝之官，口唇与脾相应，舌为心之苗，耳则与肾紧密相关。

这一理论在实际应用中极为重要。例如鼻子的状态能直接反映肺的健康状况：鼻出血或干燥可能预示着肺阴不足或阳气过旺，鼻子发红则可能是肺热或内火旺盛的征象。同样，眼睛的变化也是肝脏健康的"晴雨表"：眼干可能意味着阴血不足，眼黄、眼角发青可能是肝病的预警信号，眼胀、眼红则多与肝火旺盛相关。

再看口唇与脾的关系：嘴角溃烂往往与脾胃过热有关，唇色偏白可能反映脾胃功能低下、气血不足或贫血，而唇色发暗则可能是脾胃虚寒的表现。舌与心的联系则更为直接，舌头的灵活性、颜色及变化都能揭示心脏的健康状况：舌头不灵活、蜷缩可能是心脏疾病的信号，舌上长疮则可能因心火过旺所致，舌上的瘀血或瘀斑提示血液循环不畅。

耳朵的听力及外观的变化往往与肾功能密切相关，耳聋、耳鸣等症状往往是肾病的前兆。

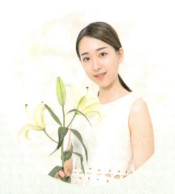

{肤色直观反映五脏健康状况}

　　肤色是五脏健康状况的直观反映。"有诸内必形诸外"，意指肤色的白皙均匀源于内脏精气的滋养与维系。当五脏精气充盈，气血流畅，个体自然精力充沛，面色随之丰盈润泽；若五脏气血瘀滞、精力匮乏、阴阳失衡，则肤色易显黯淡、黄蜡，甚至伴随水肿松弛、皱纹丛生。

　　通过观察肌肤的色泽与光泽度，我们可以初步评估五脏六腑的健康状况。例如面色萎黄、水肿并伴有唇色苍白，往往是脾气虚弱的信号。现代生活节奏快，饮食不规律，易导致脾胃失和、贫血等问题，进而影响肌肤的营养供给，使之黯淡无光。加之情绪上的多愁善感，更会"思虑伤脾"，加剧肌肤的黯淡与发黄。再如，面色苍白则透露出心气心血不足。健康人的面色应略带红润，那是心血充盈的表现，而心气不足、心血亏虚时，面部因供血不足而显得苍白无华，甚至可能出现瘀暗（提示心血瘀阻）。

　　肝血不足则会导致面色无华，眼神失去光彩。肝血是面部肌肤得以滋养的重要源泉，一旦匮乏，面部便失去血色，两眼也会显得干涩无神。

　　肺燥气虚则体现在毛发干枯、皮肤粗糙无光、弹性减退上。肺主宣发肃降，负责将气血精微输送至全身肌肤，肺气充盈则肌肤毛发得以滋养而润泽；反之，功能失常则肌肤干燥，面色憔悴。

　　至于肾气亏损，则表现为面色黧黑、皮肤松弛无光泽、头发稀疏脱落。肾为先天之本，藏精生髓，肾气不足时，其本色（黑色）上泛于面，使肤色暗沉，皱纹显现。

从头发揭秘五脏健康状况

古语有云"强长发，弱长甲"，这句谚语不仅道出了头发对个人形象的重要性，更揭示了头发与身体健康之间的微妙联系。中医认为，头发的生长状况与五脏六腑的健康状况息息相关，任何一脏的失衡都可能在头发上留下痕迹。

1. 白发早生，干枯无泽：可能肾精不足

《素问·六节藏象论》有云："肾者……其华在发。"肾精是滋养头发的源泉，肾精充沛则发泽光亮、浓密柔顺；反之，头发便会失去滋养，变得稀疏、干枯，甚至提前变白。

2. 脱发：可能肺气不足

"肺主皮毛"，毛发作为皮毛的一部分，其健康与肺的功能密切相关。肺气通过宣发作用将卫气和气血津液输送至头发，使其得以滋养。若肺气不足，宣发功能减弱，头发便会因营养不良而枯槁脱落。

3. 毛发无光泽：可能肝功能受损

肝藏血，是毛发得以生长的重要保障。肝功能正常，血液充盈，则毛发乌黑发亮；若肝功能受损，血气不足，毛发便会失去光泽，变得干枯易断。此外，情志不畅也会影响肝的疏泄功能，导致气血瘀滞，进而影响头发的生长。

4. 头发干枯脱落：可能脾胃虚弱、心血不足

脾胃被誉为"气血生化之根源"，它们将食物转化为水谷精微，并输送至全身以滋养各组织和器官。毛发的生长同样离不开水谷精微的滋养。若脾胃功能强健，则头发得到充足营养而生长茂盛；反之，则会导致头发干枯脱落。心主血脉，心气的推动使血液得以循环不息，滋养全身。头发的生长同样离不开心血的滋养。若心气不足或心血亏虚，则头发会因失去滋养而干枯脱落。

眉毛反映着五脏的兴衰

《黄帝内经》阐述了眉毛与人体健康的紧密联系，指出眉毛的丰盈与稀疏、光泽与黯淡，皆是体内气血状态的直观体现。

眉毛作为足太阳膀胱经的外在表现，其长势直接映射了该经脉的气血状况。浓密、粗长且润泽的眉毛，是足太阳经血气充盈的象征；相反，稀短、细淡乃至脱落的眉毛，则透露出血气不足的信息。眉毛的浓密程度也与肾气强弱息息相关，肾气充沛者，眉毛自然浓密而美观，反之则显得稀疏无华，显示着体质的虚弱。

在年龄差异上，老年人眉毛的稀疏或浓密，往往成为判断其气血与肾气状态的重要依据。而年轻人若眉毛过早脱落，则需留意气血早衰的可能，这一现象在某些严重疾病如麻风病中尤为明显，其早期症状便包括双眉对称性稀疏乃至完全脱落。

此外，眉毛的特定变化还能为特定健康问题提供线索。例如女性眉毛末梢的直硬与干燥可能预示着月经不调，男性则可能与神经系统疾病相关。营养不良或肺气虚弱的孩子及成人，其眉毛常呈现黄而枯焦的状态。而单侧眉毛下垂，则可能是面神经麻痹的征兆。

值得一提的是，眉毛间的印堂区域，在中医诊断中同样占据重要地位。印堂的颜色变化，如同健康的风向标，能够提示我们身体的潜在问题。如印堂发白，可能意味着肺气不足；印堂泛红，则可能是劳心过度的表现；而印堂上出现色带，则需留意血压波动等心血管问题。

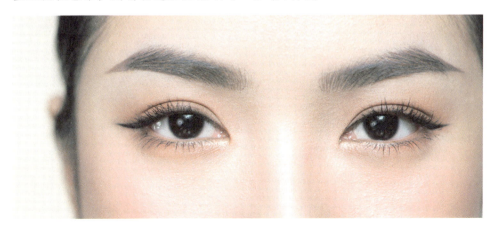

{鼻子的细微变化反映脏腑状况}

鼻子被誉为"面王"，其地位之重要正如古语所云"上诊于鼻，下验于腹"，强调了通过观察鼻子来判断人体健康状态的价值。鼻子——这一面部正中的枢纽，不仅连接着心肺之根，还环绕着与六腑相对应的微妙区域，其下则与生殖系统息息相关。因此，鼻子的形态与周围皮肤的颜色变化，往往是五脏六腑健康状况的忠实反映。

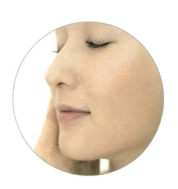

1. 鼻尖色彩与鼻头汗意

鼻子在预告胃肠疾病的道路上，是一位精准的"预报员"。当恶心、呕吐或腹泻的前兆悄然降临，鼻尖或许已悄然变色，甚至泛起细密的汗珠，尤其是对于那些易晕车的人，这一变化更为明显。

2. 鼻梁外侧的痘痕与胆识

鼻梁高处的外侧，是胆脏的镜像区域。若此处出现痣或痦子，或许意味着胆的先天禀赋稍逊一筹；而若红血丝或青春痘悄然光顾，再辅以晨起时的口苦感，则可能是胆囊轻微炎症的微妙信号。

3. 鼻子色泽的鲜明之秘

当脾胃的阳气不再如常，运化之力减弱，津液因而滞留，鼻子的色泽便会异常鲜明，这是中医所谓的"留饮"之象。此症之下，脾胃的消化功能多受影响，水汽在胸膈间徘徊不去，甚至可能伴随四肢关节隐隐作痛。

4. 鼻头发青与肝脾之争

青色乃肝脏之本色。鼻头发青，往往是"肝木乘脾土"的直观体现，意味着肝气过于疏泄，反而侵犯了脾土，扰乱了脾胃的和谐秩序。此类患者往往伴有腹痛之症，调理时可考虑泻肝胆、补脾胃的双管齐下之策。

5. 鼻尖微黑与肾水逆袭

鼻尖若出现微妙的黑色，则是"肾水反侮脾土"的警示信号。正常情况下，脾土应能制约肾水，但一旦肾水势力过强，反客为主，便会导致水汽泛滥，肾的脏色也随之显现于面部。这一现象是体内水液代谢失衡的直观反映。

生活中伤害五脏的行为

生活中，我们往往在不经意间陷入了一些伤害五脏的行为模式，这些行为如同慢性毒药，悄然侵蚀着我们的健康基石。

长期熬夜加班，让心脏超负荷运转，不仅扰乱了生物钟，更使得心脏得不到充分的休息与恢复，久而久之，心悸、胸闷等症状悄然而至。过量饮酒与情绪压抑则是肝脏的两大天敌，酒精的直接刺激与负面情绪的累积，让肝脏在解毒与疏泄的功能上大打折扣，脂肪肝、肝硬化等疾病随之而来。

暴饮暴食、饮食生冷，这些不良饮食习惯对脾胃的伤害尤为明显，它们破坏了脾胃的运化功能，导致消化不良、营养吸收障碍，进而影响全身的气血生成与运行。而长时间地过度用眼与过度思虑，不仅让眼睛干涩疲劳，也让肝脏与脾脏承受了巨大的压力，肝气郁结、脾胃虚弱成为现代人常见的亚健康状态。

此外，长期生活在空气质量不佳的环境中，以及过度放纵自己的欲望，都是对肺脏与肾脏的极大伤害。肺脏需要清新的空气来维持其呼吸功能，而肾脏则需要充足的水分与合理的作息来保持其代谢与排毒的平衡。一旦这些基本需求得不到满足，肺肾两虚的症状便会逐渐显现，影响我们的生活质量与健康。

第二章

养心：五脏六腑之主

《灵枢·口问》有云："心者，五藏六府之主也，……故悲哀忧愁则心动，心动则五藏六府皆摇。"这句话表明了心在五脏六腑的主导地位，悲伤、哀怨、愁苦忧伤等情绪都会牵动心神，心神不安就会影响到五脏六腑。本章将分享日常生活中养心的方法，希望能对你有所帮助。

扫码查看

- AI司药岐黄先生
- 《黄帝内经》详解
- 中医养生精要
- 药食同源课堂

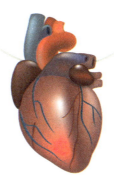

心为五脏之首

中医认为养生要养心、养身并重，而养身首先要养心。《黄帝内经》这部经典著作，将人体内部器官精妙地喻为"十二官"，其中，心脏被尊为"君主之官"，其地位犹如国家之元首，统摄全局。书中对心的阐述深刻而形象："心者，君主之官也，神明出焉。……故主明则下安……主不明则十二官危。"此语道出了心脏作为生命活动的核心指挥者，其健康状况直接关系到全身各脏腑的安宁与和谐。

心脏，作为人体之主宰，不仅是生理上的重要器官，更是精神、意识、思维活动的源泉。虽然精神活动的各个方面与五脏均有关联，但心的主导地位无可替代。一旦心脏功能受损，势必会波及其他脏腑，导致整个生理系统的失衡与疾病的丛生。因此，中医养生特别强调对心脏的呵护与调养。

认识心在人体的职能

{心主血脉，养心需疏通血脉}

《素问·五藏生成》里提到"诸血者皆属于心"，以及《素问·痿论》中的"心主身之血脉"，都说明了心的一大主要功能——主血脉。心是整个血液循环系统的动力和中心，是保证血脉畅通的"生命之泵"，所以，养心第一步就是要促进血液循环，疏通血脉。

心脏，被誉为"生命之泵"，不仅推动着血液在全身脉管中循环往复，滋养着每一个细胞与器官，还确保了血脉的畅通无阻，是维持生命活动不可或缺的关键环节。

　　心主血脉的职能，实则涵盖了主血与主脉两大方面。血液，在心脏的强劲搏动下，沿着血脉这一气血运行的通道（亦称"血之府"），被输送到全身各处，滋养并维持着各脏腑组织器官的正常运作。中医学将这一动力源泉称为"心气"，它不仅是血液循环的驱动力，也是心脏功能活动的体现。同时，心脏所主之血，即心血，不仅参与血液循环，还作为神志活动的物质基础，为思维、情感等精神活动提供能量，并滋养着心脏自身的脉管系统，确保心脏功能的稳定与强健。

　　通过观察人体的脉象，我们可以直观感受到心气的盛衰与心血的盈亏。若心气旺盛、心血充盈之时，脉象平稳有力，反映出身体机能的健康与和谐；若心气虚弱、心血不足，则脉象显得无力或节律不稳，常伴有心悸之感，甚至可能发展为心血瘀阻，出现心口闷痛、面色青紫等严重症状。

　　此外，《黄帝内经》中的"心主血脉"与"脉舍神"理论还揭示了心与神志之间的微妙联系。心血不仅滋养身体，还滋养心神，而心神的状态又反过来影响血脉的运行。因此，养心不仅关乎身体的健康，更关乎心灵的安宁。当心血不足导致神志不宁时，我们需通过养心血、安心神的方法来恢复平衡；而保持心神的平和与稳定，将有助于促进血脉的顺畅运行，维护身心的整体和谐。

｛心藏神，养心需养神明｝

　　《素问·宣明五气》有云："心藏神，肺藏魄，肝藏魂，脾藏意，肾藏志。"其中，"心藏神"意指精神、思维、意识活动及其所展现的智慧与聪明，皆由心所统摄，即中医所谓的"心主神明"。这里的"神"，涵盖了人的感觉、知觉、注意力、思维、记忆与智能等高级神经活动。正如《素问·八正神明论》所述，神之妙用，在于其超越感官的洞察与领悟，仿佛独处于清明之境，即便外界纷扰，内心亦能如日月般光明，阴阳有序，彰显生命活动的外在辉煌与和谐。

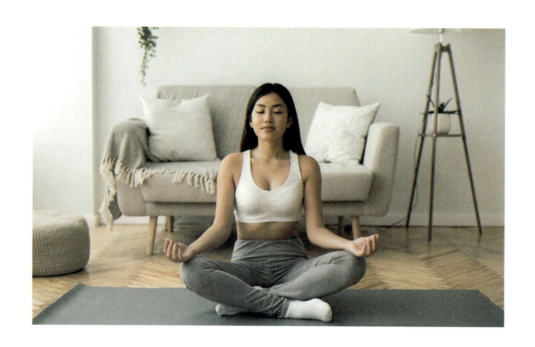

　　当心主神明的功能健全时，人便精神饱满，神志清晰；反之，则可能出现神志不宁，表现为惊悸、健忘、失眠乃至癫狂等病理状态，同时波及其他脏腑，导致整体生理功能紊乱。因此，心脏不仅是生命活动的中枢，更是协调各脏腑和谐运作的统帅，其健康直接关系到人体的整体健康。

　　传统医学高度重视"神"的养护，认为神是生命之根本，宜养不宜伤，宜静不宜乱。过度的情绪波动，如喜、怒、忧、思、悲、恐、惊等，若不加节制，均会损伤心神，导致精神衰弱，进而引发一系列身心疾病。因此，历代医家、道家及养生家均倡导精神调养与心理养生，强调七情适度，以维持心灵的平和与宁静。

　　《黄帝内经》提出的"恬淡虚无，真气从之，精神内守，病安从来"的养神之道，便是要求人们学会控制欲望，保持心境的淡泊与宁静，使精神内守而不外泄，从而达到预防疾病、延年益寿的目的。名医扁鹊亦秉持此理，倡导淡泊名利，追求心灵的内在平衡与和谐，认为这是养心调神的至高境界。

　　然而，要达到这一境界并非易事，需从日常调节情志做起，逐步培养自己的定力与智慧，让心灵在纷扰的世界中寻得一片宁静之地，方能真正享受生命的美好与长久。

{养心需养小肠经}

小肠在中医理论中扮演着至关重要的角色，其生理功能涵盖了受盛、化物与泌别清浊三大方面。受盛，即接收并容纳食物，如同一个精致的容器；化物，则是指进一步消化食物，将其转化为身体所需的精微物质；而泌别清浊，则是区分并排出废物，保留精华。因此，养护小肠经，实则也是养心的一大法门。

《素问·灵兰秘典论》中明确提到"小肠者，受盛之官"，强调了小肠在人体消化系统中的核心地位。一旦小肠功能失常，便可能导致消化吸收障碍，具体表现为腹胀、腹泻、大便不成形等症状。更为关键的是，小肠经还是反映心脏健康状况的"晴雨表"。

现代生活中，长时间面对电脑工作的人群，往往容易出现肩膀酸痛，若不及时休息与保养，疼痛可能逐渐蔓延至后背、颈部，甚至影响手指的灵活性，这些症状常被看作颈椎病。而从中医角度来看，这很可能是心脏供血不足、小肠经气血虚弱所致。

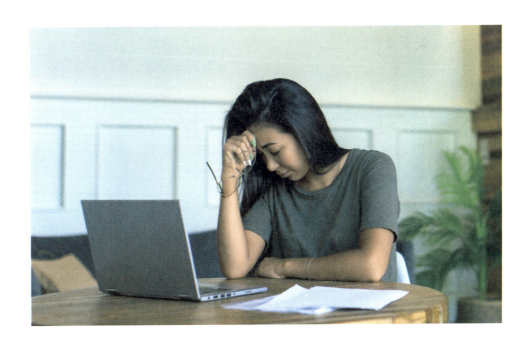

为了简单自测心脏供血情况，我们可以利用小肠经的一个特殊部位——"麻筋"。轻轻敲打位于肘部下方的这条"麻筋"，观察是否能感受到麻感直达小指。如果麻感顺畅，说明心脏供血状况良好；若仅有痛感而无麻感，则需警惕心脏供血不足的可能性。此外，行军礼的动作可检查上臂靠近腋下的肌肉是否松弛，而肌肉的松弛状态也能在一定程度上反映心脏及小肠经的气血状况。

值得注意的是，多种因素可能导致小肠的消化与吸收功能受损，进而引发小肠吸收不良综合征，表现为慢性腹泻、消瘦、乏力等症状。对于此类患者，饮食调养尤为重要，应以高热量、高蛋白、低脂肪、易消化的食物为主，避免生冷、油腻之物。同时，根据腹泻的寒热性质，适当调整饮食中的辛辣调味品摄入。

｛舌为心窍，观舌知心｝

《黄帝内经》阐述了五脏与五官之间的微妙对应，它指出，心之门户在于舌，正如脾之窍为口，肺之窍为鼻，肾之窍为耳，肝之窍为目。一般而言，心的精气盛衰及其功能变化，均能在舌的微妙变化中得以窥见。因此，当口舌生疮、口腔溃疡等症状显现时，中医便会据此判断为心火亢盛之兆。

舌与心之间联系紧密，可从四个维度深刻理解：

1. 经脉相连

《灵枢·经脉》明言，手少阴心经之别络循行入心，并系于舌本，直接揭示了舌与心之间通过经脉的紧密联系。

2. 血脉相映

心主血脉，而舌体富含血管且缺乏表皮覆盖，使其成为反映心主血脉功能状态的灵敏"晴雨表"。

3. 语言之基

《灵枢·忧恚无言》中提到"舌者，音声之机也"，语言的流畅与清晰，亦间接反映了心主血脉功能的强健。

4. 味觉之主

舌主味觉，心之气血循经滋养舌体，使其能够精准辨别百味，进一步体现了心与舌在功能上的相互依存。

通过上述分析，我们不难发现，舌不仅是心在体表的延伸，其生理状态与敏感度更是心功能的直接映射。观察舌质与舌苔，便能洞悉心脏的健康状况：

（1）舌质变化

舌体胖嫩或紫黑，预示着心阳不足；绛红之色，则表明心阴亏损；暗淡之舌，为心血虚弱之征；红肿生疮，则是心火上炎的标志；瘀斑显现，则意味着心血瘀阻。此外，心气的调和与否，还影响着舌的味觉敏感度与语言的清晰度能否正常维持。

（2）舌苔观察

正常情况下，舌苔应呈淡白而湿润，不滑不燥。若舌苔发黄而舌质红，多为体热；舌苔发白，表示体内有寒；舌苔发黑，则表明寒气深重，脾胃功能受损；而无苔之舌，则多见于久病体虚之人。

然而，心火过旺不仅体现于舌象，还可能引发小肠热证，如小便短赤、灼热疼痛等，此即"心移热于小肠"之理。由于心与小肠相表里，故二者病变常相互影响。因此，在治疗时，需采取清泻心火与利小便并重的策略，以达清利小肠之热、祛邪外出的目的，从而实现标本兼治。

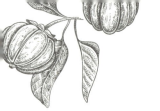

心主夏，夏季重在养心

在人体的五脏体系里，心脏与夏季之间存在着密切的对应关系，意指夏季特有的气候环境对心脏的生理功能具有积极的促进作用，可确保其顺畅且高效地运作。《素问·脏气法时论》指出"心主夏"，《素问·六节藏象论》里也讲："心者，生之本，神之变也；其华在面，其充在血脉，为阳中之太阳，通于夏气。"众多医学大家均认同"夏主火，内应于心"的理论，即夏季的火热之性与心脏的属性相契合。鉴于这种自然的和谐对应关系，夏季养生的核心策略便自然而然地聚焦于养心之上。

夏季养心需保持心气平和

夏日炎炎，酷热难耐，人们在此季节里最为普遍的情绪反应便是烦躁不安。对此，《素问·四气调神大论》提出"使志无怒"，即倡导我们在夏季应保持内心的平和与愉悦，避免情绪的大起大落。谈及平和之道，不得不提及"药王"孙思邈的养生智慧，他享年逾百岁，其养生秘诀可归结为"十二少"——少思、少念、少事、少语、少笑、少愁、少乐、少喜、少好、少恶、少欲、少怒，其核心在于追求一种"心气平和"的状态，即心灵与身体的和谐统一，减少一切不利于健康的情绪波动。

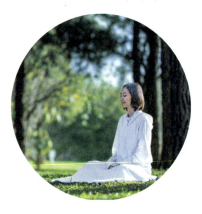

心气平和意味着体内环境达到一种平衡状态，气血顺畅，从而有效预防了因过度情绪波动对五脏六腑的伤害（如过喜伤心、过怒伤肝、过哀伤肺、过乐伤肾等），这不仅能增强人体的免疫力，减少疾病的发生，更可延年益寿。《西藏医学》亦强调，维护健康需从日常细微处着手，如同避免涉足险水与危舟，做任何事前都应三思而后行，体现了"心气平和"在日常生活与行为

决策中的重要性。

要实现心气平和，需摒弃浮躁之心，学会自我克制与排遣，以宽广的胸怀面对生活中的恩恩怨怨，构建和谐的人际关系。同时认识到心理因素对健康的深远影响，许多机能性和部分器质性疾病的根源都可追溯到心理层面。因此，控制情绪，保持平和的心境，是抵御疾病、促进健康的有效手段。

在夏日，尤其需要寻找心灵的宁静，通过静心养神来调节情绪。静能生阴，阴阳平衡方能护佑心脏。闭目养神、静坐冥想、聆听音乐、欣赏美景、钓鱼、打太极拳等静心活动，都能帮助我们有效缓解烦躁，达到心灵的平静。

夏日养心，食养为先

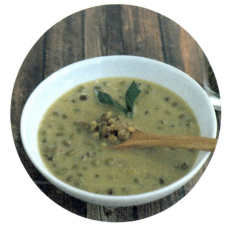

夏季养生，应当遵循"以凉克热，以清驱燥"的原则，我们的饮食应当围绕着"清"字展开，力求清淡、质软、易于消化，以此达到清热解暑、生津止渴、收敛汗液、补充体液的目的，同时促进食欲，为身体注入满满活力。

夏季主食宜以稀粥为主，如绿豆粥、莲子粥、荷叶粥等清凉粥品，这些粥品不仅营养丰富，还能有效缓解夏日炎炎带来的不适。搭配酸梅汤、菊花茶等清凉饮料，既解暑又提神，让身心在炎炎夏日中寻得一丝凉爽与宁静。此外，丰富的水果蔬菜也是不可或缺的，它们不仅提供了丰富的维生素和矿物质，还能有效预防中暑。

除此以外，夏季适当食用苦味食物，如苦瓜、苦菊等，不仅能够养心健脾、除湿清热，还能调和体内机能，缓解因暑湿带来的精神萎靡与倦怠。在肉食选择上，鸭肉以其性凉滋阴、健脾补虚的特点脱颖而出，成为夏季进补的优选。而醋作为调味品，不仅能提味增香，更能杀菌消毒，为夏日饮食安全保驾护航。至于饮品，热茶以其独特的解暑降温能力，超越了冷饮成为夏日首选，尤其是富含钾元素的红茶，更是解渴解乏的佳品。

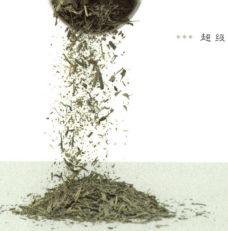

〔夏季宜喝清热解暑的养心茶〕

夏季的气温攀升至一年中的顶峰，人体为了维持正常体温，会通过大量出汗来释放多余的热量。这一过程虽是人体自然的调节机制，却也使得体内水分与电解质迅速流失，因此，及时补充水分与养分成为夏日养生的关键。在众多饮品中，茶——这一承载着深厚文化底蕴的古老饮品，无疑成了夏季养心解暑的优选。

自古以来，茶便以其独特的药用价值被世人所珍视。"神农尝百草，日遇七十二毒，得茶而解之"的传说，不仅揭示了茶的药用价值，更彰显了茶在古代医疗中的重要地位。茶从药用起步，逐渐发展成为人们日常生活中不可或缺的饮品，其消食去腻、降火明目、宁心除烦、清暑解毒、生津止渴，深受历代医家与民众的推崇。

在炎热的夏季，选择适宜的茶品，不仅能有效补充身体所需水分，更能发挥茶的养心解暑作用。清茶与花茶，以其性偏凉或适中，成为夏季饮茶的佳选。它们不仅能够提神醒脑，通过促进血液循环、兴奋中枢系统，帮助人们抵御夏日的困倦与疲惫，还能通过利尿强心，促进体内毒素的排出，减轻心脏负担。此外，茶中的有效成分还能降低血压，预防动脉硬化，保护心血管健康；其清热降火、止渴生津，更是夏日里的一剂清凉良方，能有效缓解因高温引起的烦躁与口渴。

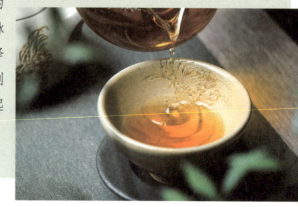

夏季按阴陵泉、百会、印堂三穴养心

炎炎夏日，当自然界的阳气达到鼎盛，人体亦随之进入新陈代谢最为旺盛的季节。然而这也带来了不少挑战，如全身乏力、频繁出汗、头晕目眩、心绪不宁，乃至中暑、消化系统紊乱及心血管疾病的频发。因夏季之火气旺盛，直接关联于心，可扰动心神，导致心火亢盛，进而影响全身健康。

中医认为阴陵泉、百会、印堂三穴是养心之旅中不可或缺的三大要穴。它们如同守护心脏的忠诚卫士，通过日常轻柔按揉，便能激发体内潜能，调和气血，守护心神的安宁。

阴陵泉

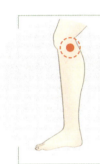

位于膝盖内侧下方，是健脾利湿之穴。夏日里，湿气易困脾，影响消化功能，按揉此穴既能清除体内湿热，又能健脾和胃，确保脾胃这一后天之本在夏季也能稳健运行，为身体提供源源不断的动力，同时为秋季的健康打下坚实基础。

百会

位于头顶，汇聚诸阳之气，是提神醒脑、升阳固脱的要冲。每日轻揉此穴，如同为身体注入一股清泉，瞬间驱散夏日的烦躁与困倦，让人精神焕发、头脑清晰，有效缓解因高温带来的头痛、失眠等症状，提升整体阳气水平。

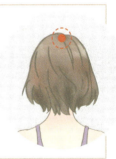

印堂

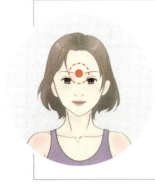

位于两眉之间，不仅是面部的中心点，更是连接内外、沟通心神的神秘门户。通过简单提拉按摩，能够刺激经络，促进气血流通，使大脑得到充分的滋养与放松，眼睛也随之明亮有神。这一动作虽小，却能在无形中增强心神的稳定性，减少外界对内心的干扰，达到养心安神的效果。

{"夜卧早起",顺应阳长阴消}

《黄帝内经》启示我们,夏日炎炎,气聚于心,养心便成了重中之重。此时,我们应遵循"夜卧早起"的原则,适当晚眠以纳凉避热,早起迎朝霞,让心情如夏日清晨般明媚。

晚睡早起并非放纵,而是顺应阳长阴消的自然法则。在睡眠时,尤其需要注意避风寒,夜凉如水,不可贪凉忘形,以免寒气侵体,损伤阳气。

安稳入睡小贴士

①避免"袒胸裸腹"的睡眠方式。即便夏夜闷热难耐,也应适度着衣,保护好腹部与胸口,以防受凉导致肠胃不适。尤其是老年人与幼儿,更应注重保暖,预防腹痛腹泻等问题。

②拒绝"室外露宿"。高温下虽渴望凉风,但夜晚的露水和蚊虫可能带来不必要的健康风险,如皮肤感染、头昏脑涨等。因此,应选择室内安全环境入睡。

③警惕"睡地板"的潜在危害。水泥地或潮湿地面虽能带来短暂凉爽,却易使湿气入侵体内,引发风湿性疾病,影响关节健康。

④注意"穿堂风"的危害。尽管通道口、廊前风凉宜人,但长时间暴露于此,极易因温差过大而感冒或腹痛。

⑤选择凉席时也要有所讲究。塑料凉席虽看似凉爽,但其透气性差,易滞留湿气,影响睡眠质量,甚至危害健康。相比之下,天然材质的草席更适合大多数人,尤其是老人、小孩及其他体质虚弱者。新草席使用前应进行适当处理,去除其灰尘和细菌。

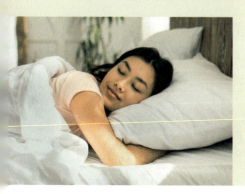

⑥午睡不容忽视。夏季午睡不仅能缓解疲劳,还是预防中暑的有效措施。遵循《黄帝内经》的智慧,适时养心,让身心得到真正放松。

⑦切勿"开着空调睡觉"。长时间暴露在空调下,尤其是睡后,人体抵抗力减弱,容易因温差变化而感冒。即便使用空调,也应合理调节温度,并盖好被子,以防受凉。

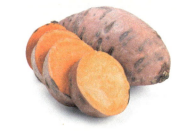

吃对食物能养心

　　《素问·经脉别论》有云："食气入胃，浊气归心，淫精于脉。"这是指食物进入胃部后，经过消化，其精华部分被输送到心脏，能滋养并充盈血脉。《灵枢·决气》亦指出："中焦受气取汁，变化而赤，是谓血。"这句话揭示了血液的产生源于日常饮食的转化，而心脏作为血脉之主，其健康与饮食的关系紧密相连，互为依存。

　　因此，我们可以得出结论：选择并食用正确的食物，可以有效滋养心脏。

红色食物能养心

　　中医认为，心脏与红色食物之间存在着微妙的联系。红色食物如胡萝卜、西红柿、红薯、大枣、红苹果及红辣椒等，被赋予了滋养心脏、补益气血的神奇力量。依据中医五行理论，红色象征火，因此这类食物进入人体后，能够深入心脉，促进血液与淋巴液的生成，为身体注入活力。

　　现代科学亦证实，红色食物富含抗氧化成分，如番茄红素和单宁酸，它们能有效抵御细胞损伤，发挥抗炎作用，并在增强免疫力、预防感冒方面展现出独特优势。例如胡萝卜中的胡萝卜素能在体内转化为维生素A，保护上皮组织，加固身体抵御外界侵袭的防线。

　　此外，红色食物还是优质蛋白质、维生素及微量元素的宝库，这些营养素对于强化心脏功能、提升气血水平至关重要。定期摄入红色果蔬，无疑是对心脑血管及淋巴免疫系统的有力支持。

　　值得注意的是，动物性红色食物如猪肉、羊肉、牛肉等，虽色泽诱人，却因高脂肪、高热量的特性，过量食用可能增加血管硬化、高血压、高血脂等风险，进而影响心脏健康。因此在享受美食的同时，还需注意适量与均衡。

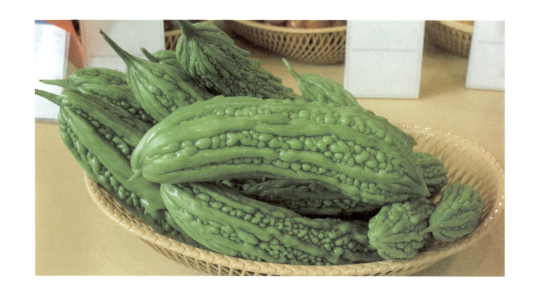

{苦入心，多吃苦味食物能降心火}

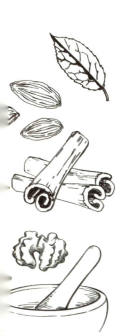

中医认为，心主血脉，藏神，是人体生命活动的主宰，而"心火"则象征着心脏的阳气与活力。当心火过旺，人便可能出现烦躁不安、失眠多梦、口舌生疮等症状。而苦入心，适当摄入苦味食物能降心火。

苦味食物如苦瓜、莲子心、苦荞茶等，它们不仅口感独特，更蕴含着清热泻火、养心安神的宝贵功效。苦瓜作为夏季常见的蔬菜，其苦寒之性能够有效清除体内多余的热量，平衡心火，对于改善因心火旺盛导致的口干舌燥、小便短赤等症状尤为适宜。莲子心虽小却蕴含大能量，泡水喝能清心火、安神志，是缓解心火上炎引起的烦躁不眠、心悸健忘的佳品。苦荞茶则苦味平和而持久，不仅能帮助调节血脂、血压，还能在炎炎夏日里带来一丝清凉，舒缓心情。

虽然苦味食物益处多多，但过量食用却会耗伤肺津，导致皮肤干燥、毛发枯槁，已有肺病的人应谨慎食用，以免加重病情。因此，在享受苦味食物给健康带来益处的同时，也需把握好度。

{适量摄入动物内脏能补心}

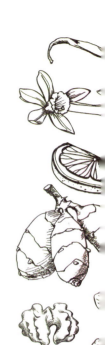

中医认为，自然界的万物之间存在着相互关联、相互影响的规律，人体作为自然的一部分，其生理病理变化亦能从中找到相应的调理之道。当人体内脏出现功能失调或疾病时，利用相似属性的动物内脏进行滋补调理，便是中医食疗中一种独特而有效的手段。动物内脏作为"血肉有情之物"，其气味醇厚，与人体脏腑之间存在着微妙的相通互补关系，对于慢性虚损性疾病患者而言，其补益作用尤为明显。

比如猪心就是一味不可多得的补心佳品。它的蛋白质含量是猪肉的25倍，而脂肪含量却仅为猪肉的十分之一，这使它成为一种高蛋白、低脂肪的优质食材。此外，猪心中还蕴含丰富的钙、铁、磷等矿物质及多种维生素，这些营养成分对加强心肌营养、增强心肌收缩力具有显著作用。因此，对于那些因心虚而多汗、自汗、惊悸恍惚、怔忡、失眠多梦的人来说，适量食用猪心无疑是一种天然且温和的调理方式。

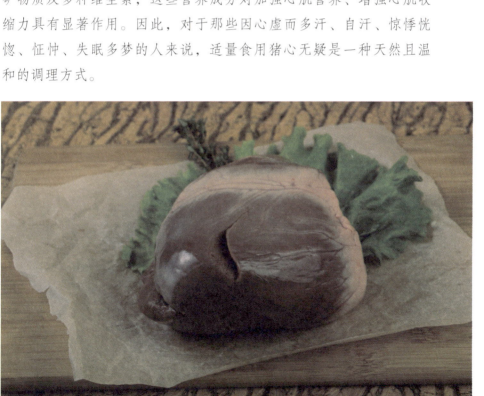

常见的养心佳品

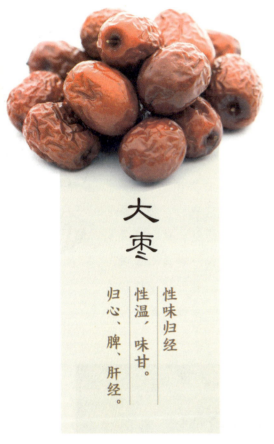

大枣

性味归经

性温，味甘。

归心、脾、肝经。

对心脏的益处

中医认为大枣性温，味甘，入心、脾、肝经。心血失养、六神无主、心烦不寐、心神不宁、失眠多梦的人群，适当食用大枣有很好的养血安神、补心气、促进睡眠的作用。

现代医学研究也证实了大枣对心脏的益处，大枣中含有的环磷酸腺苷等成分具有扩张冠状血管的作用，可改善心肌的营养状况，增强心肌收缩力，有利于心脏的正常活动。而且大枣蕴含丰富的维生素 C 与维生素 P，这两种维生素对强化毛细血管结构、保持血管壁的良好弹性具有显著作用，进而有助于预防和治疗动脉粥样硬化。

养心妙方

猴头菇桂圆大枣汤

材料： 猴头菇 2 个，桂圆肉 10 克，大枣 5 枚，绿豆芽 20 克，盐 3 克。

做法： 1. 洗净食材，猴头菇撕成小块。

2. 砂锅中加适量水烧开，放入猴头菇、桂圆肉、大枣拌匀。

3. 小火煲煮 30 分钟，加绿豆芽，煮至熟软。

4. 加盐调味即可。

功效： 养心安神，有助于改善心脏功能，缓解心悸、失眠等症状。

人参大枣汤

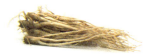

材料： 人参 10 克，大枣 15 克。

做法： 1. 将人参、大枣洗净备用。

2. 砂锅中加适量水烧开，放入大枣、人参，大火烧开。

3. 转小火煲煮 30 分钟，至药材有效成分析出。

4. 盛入碗中，趁热饮用即可。

功效： 缓解心脏不适症状，预防心血管疾病的发生和发展。

绞股蓝大枣茶

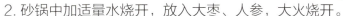

材料： 绞股蓝 15 克，大枣 8 枚。

做法： 1. 将绞股蓝和大枣洗净，备用。

2. 砂锅中加适量水烧开，放入绞股蓝、大枣，大火烧开。

3. 转小火煮 20 分钟，至药材有效成分析出。

4. 盛入碗中，趁热饮用即可。

功效： 养心安神，适合心神不宁、失眠多梦的人群饮用。

竹叶大枣饮

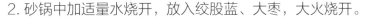

材料： 竹叶 10 克，大枣 35 克，冰糖适量。

做法： 1. 砂锅中加适量水烧开，放入竹叶、大枣，大火烧开。

2. 转小火煮 30 分钟，至药材有效成分析出。

3. 加冰糖拌至溶化，盛入碗中，趁热饮用即可。

功效： 滋补心脾，缓解因体虚、气血不足等导致的心悸、心慌、胸闷等症状。

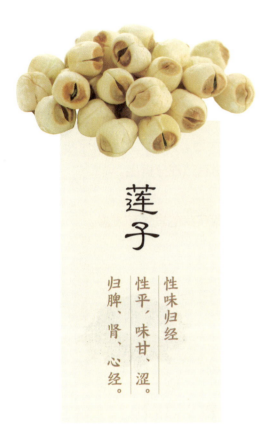

莲子

性味归经
性平、味甘、涩。
归脾、肾、心经。

对心脏的益处

莲子在中医中被视为药食同源之物，具有养心安神的作用，可以改善心悸、心慌、失眠、脾虚泄泻等症状。脾虚则运化无力，易导致水湿内停，进而影响心脏的功能，莲子通过滋养脾脏，改善脾虚症状，从而有利于心脏的健康。

现代医学表示，莲子富含的多种营养物质对于维持心脏的正常功能具有重要作用。如钙、磷等矿物质有助于维持心脏的电生理稳定性，而维生素和蛋白质则是心脏细胞代谢所必需的营养素。莲子心中的生物碱成分还具有一定的降血压、降血脂作用。这对于预防和治疗心血管疾病，如高血压、冠心病等，具有一定的积极意义。

养心妙方

益母草莲子汤

材料： 益母草 31 克，莲子 124 克，大枣、山楂、银耳、冰糖各适量。

做法： 1. 洗净食材，银耳泡发后撕小块，益母草可用纱布袋装好。

2. 砂锅中加适量水，放入所有食材，大火烧开。

3. 小火煲煮 30 分钟，加冰糖调味即可。

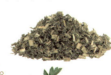

功效： 滋养心脏，安神助眠，补血调经，改善血液循环。

莲子百合汤

材料：新鲜百合 35 克，水发莲子 50 克，白糖适量。

做法：1. 砂锅中加适量水，放入莲子，焖煮至熟透。

2. 加白糖拌匀，倒入洗净的百合煮沸。

3. 盛出倒入碗中，趁热食用即可。

功效：养心安神，适合具有心烦失眠、心悸不安等症状的人群
食用。

莲子粥

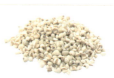

材料：莲子、粳米各适量。

做法：1. 将粳米和莲子洗净，并抽去莲子心。

2. 砂锅中加适量水，放入粳米熬煮成粥。

3. 待粥快成之时，加莲子并熬煮至熟透。

功效：养心安神，补血益肾，健脾止泻，适合需要养心安神、调理
身体的人群。

莲子薏苡仁粥

材料：薏苡仁 100 克，水发莲子 50 克，大枣 5 枚，冰糖 15 克。

做法：1. 洗净食材，大枣去核备用。

2. 砂锅中加适量水，放入莲子、薏苡仁和大枣，小火煮 1 小
时至熟。

3. 加适量冰糖拌匀，转中火煮 1 分钟至冰糖溶化即可。

功效：养心安神，健脾利湿，补血益肾，调和气血，适合大部分人
群食用。

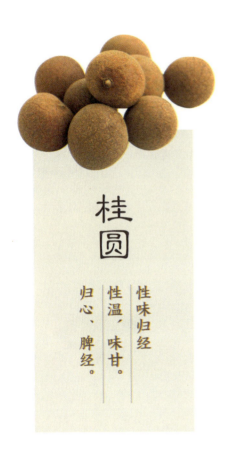

桂圆

性味归经

性温，味甘。

归心、脾经。

对心脏的益处

中医认为，桂圆具有补心脾、益气血、安心神的功效，常被用于治疗虚劳羸弱、失眠健忘、惊悸怔忡等症状，能够缓解因心血不足引起的心悸、失眠等问题。桂圆还能够补益心脾，增强脾胃功能，促进气血的生成和循环。

现代医学认为，桂圆中的营养成分，如葡萄糖、蔗糖、蛋白质等，不仅能够为心肌提供能量和营养，从而增强心肌的收缩力，改善心脏功能，还可以促进心脏血液循环，改善心血不足的症状。

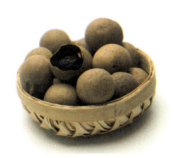

养心妙方

五味子桂圆粥

材料： 五味子 10 克，桂圆肉 20 克，水发粳米 150 克，白糖适量。

做法： 1. 砂锅中加适量水，放入五味子，小火煮 20 分钟至有效成分析出，捞出。

2. 砂锅留汁，倒入桂圆肉、粳米拌匀，小火煮 30 分钟至粥成。

3. 加适量白糖拌匀，盛出食用即可。

功效： 益气生津，补肾宁心，健脑益智。

糙米桂圆甜粥

材料：水发糙米 100 克，桂圆肉 30 克，冰糖适量。

做法：1. 砂锅中加适量水，放入桂圆肉、糙米拌匀。

2. 大火烧开后转小火煮 65 分钟，至食材熟透。

3. 加冰糖煮至溶化，拌匀即可。

功效：补心脾，益气血，安神养心，降低血脂和胆固醇，保护心脏。

桂圆菊花茶

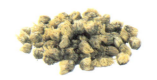

材料：桂圆肉 8 粒，菊花 3 克。

做法：1. 锅中加适量水，放入桂圆肉和菊花。

2. 大火煮开后转小火煮 10 分钟。

3. 盛出装入杯中，趁热饮用即可。

功效：养血安神，缓解心悸、失眠、多梦等症状。

大枣桂圆饮

材料：大枣 250 克，桂圆肉 50 克。

做法：1. 洗净大枣、桂圆，去核备用。

2. 砂锅中加适量水，放入大枣、桂圆肉。

3. 大火烧开转小火焖煮 30 分钟，盛出饮用即可。

功效：安神助眠，补气养血，缓解压力。

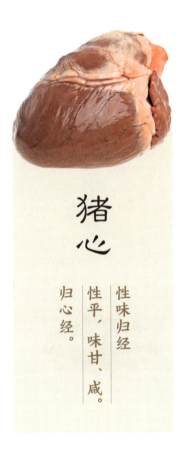

猪心

性味归经

性平，味甘、咸。

归心经。

对心脏的益处

中医认为猪心有养心安神的作用，尤适宜心虚多汗、自汗、惊悸恍惚、怔忡、失眠多梦等症，对心悸、心律不齐等症状也有一定的缓解作用。

现代医学认为，猪心中含有丰富的蛋白质、脂肪、矿物质和维生素等营养成分，对于维持心脏的正常生理功能具有重要作用。例如蛋白质是构成心肌组织的基本物质，脂肪则是心脏活动的重要能量来源。而且猪心中的铁元素有助于血红蛋白的合成，从而预防贫血，改善心脏供血情况。除此之外，猪心中的某些营养成分可能具有抗氧化、抗炎等作用，有助于保护心脏免受自由基和炎症的损害。猪心虽然对心脏有益，但并非所有人都适合食用。胆固醇高的人群应谨慎食用猪心，因为猪心中含有较高的胆固醇。

养心妙方

猪心炖大枣

材料： 猪心 500 克，大枣 100 克，盐 2 克，姜片少许。

做法： 1. 洗净食材，将猪心、大枣提前用温水浸泡半小时。

2. 砂锅加适量水，倒入猪心、姜片、大枣，大火烧开后转小火，炖煮 2 小时。

3. 直到猪心炖烂，大枣的甜味融入汤中，加入盐调味即可。

功效： 大枣具有补血益气的作用，与猪心一起炖煮，可以增强心肌的收缩能力，达到较好的养血安神效果。

猪心炖枸杞子

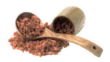

材料：猪心 300 克，枸杞子 10 克，姜片 20 克，盐适量。

做法：1. 洗净食材，猪心切小块。

2. 砂锅放入猪心、枸杞子、姜片，加入清水，炖煮 1~2 小时。

3. 直到猪心炖烂，枸杞子的味道渗出，加入盐调味即可。

功效：枸杞子具有滋补肝肾的作用，与猪心一起炖煮，可以增强免疫力，改善失眠多梦等症状。

猪心炖三七

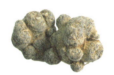

材料：猪心 300 克，三七 10 克，姜片少许，盐适量。

做法：1. 洗净食材，猪心切块，三七切片。

2. 砂锅放入猪心、三七、姜片，加适量水，炖煮 1~2 小时。

3. 炖煮至猪心熟透，三七的药效渗出，加入盐调味即可。

功效：三七具有活血散瘀止痛的作用，与猪心一起炖煮，可以养心安神，适用于心悸、心烦失眠等症状。

猪心炖莲子

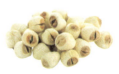

材料：猪心 300 克，莲子 50 克，姜片少许，盐适量。

做法：1. 洗净食材，猪心切小块，莲子去心。

2. 砂锅放入猪肝、莲子、姜片，加适量清水炖煮 1~2 小时。

3. 炖煮至猪心熟透，莲子软糯，加入盐调味即可。

功效：莲子具有补脾止泻、益肾涩精、养心安神的功效，与猪心一起炖煮，可以增强心肌功能。

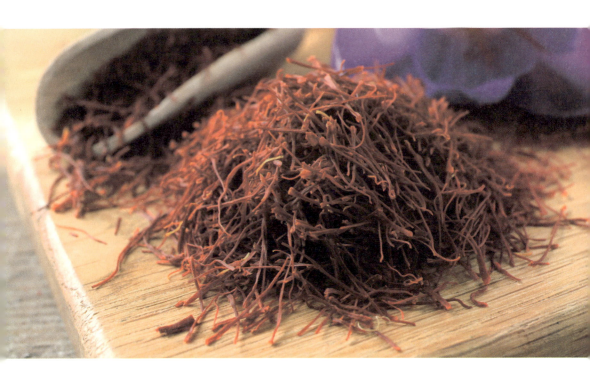

藏红花

性味归经

性平，味甘。

归心、肝经。

对心脏的益处

藏红花具有调节心脏功能、缓解心气忧郁的功效。根据《本草纲目》的记载，藏红花能"活血，主心气忧郁，又治惊悸"。这说明藏红花不仅有助于改善心脏的物理状态（如血液循环），还能对心脏的情绪层面产生积极影响。

现代药理研究表明，藏红花中的多种苷类成分能够显著增加大冠状动脉的血流量，这意味着它能够有效改善心脏的血液循环，为心肌提供更多的氧气和营养物质，从而增强心脏功能，预防或缓解因供血不足引起的心血管问题。此外，藏红花还具有抗疲劳和抗衰老的作用。

养心妙方

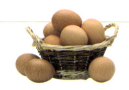

藏红花蒸蛋

材料：鸡蛋1个，藏红花6根，盐、香油、葱花各适量。

做法：1. 将藏红花用少量温水浸泡，直至水色变黄。

2. 鸡蛋打散，加入盐和泡好的藏红花水，搅拌均匀。

3. 将蛋液倒入蒸碗中，盖上保鲜膜，用牙签扎几个小孔以便透气。

4. 大火蒸10~15分钟，直至蛋液凝固，淋上香油，撒上葱花即可。

功效：活血化瘀，解郁安神。有助于改善心肌供血供氧，缓解心悸、失眠等症状。

藏红花炖鸡

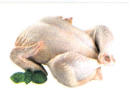

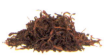

材料：鸡肉500克，藏红花0.5克，生姜3片，葱段、料酒、盐各适量。

做法：1. 将藏红花用温水浸泡；鸡肉洗净切块，用开水焯水去血沫。

2. 锅中加入适量清水，放入鸡块、姜片、葱段和料酒，大火烧开后转小火慢炖。

3. 炖至鸡肉快熟时，加入泡好的藏红花，继续炖煮10~15分钟。

4. 出锅前根据个人口味加入盐即可食用。

功效：解郁安神，增强心肌功能，提高心脏免疫力，预防心血管疾病的发生。

养心的中药

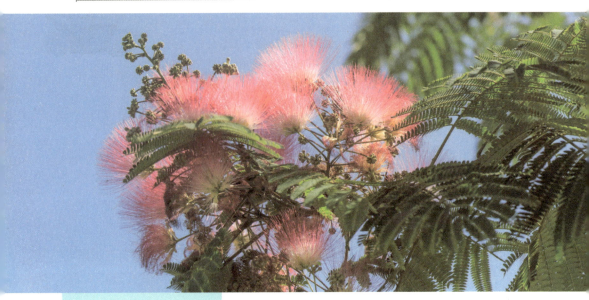

合欢花

性味归经

性平，味甘。

归心、肝经。

对心脏的益处

中医认为，合欢花具有安神、解郁、理气、活络的功效，是缓解胸闷、失眠、健忘、风火眼疾、视力模糊、咽喉疼痛、痈肿疮毒及跌打伤痛的良药。

现代医学证实，合欢花含有多种生物碱和黄酮类成分，这些成分具有安神镇静的作用，合欢花水煎液具有强大的镇静催眠作用，其效甚至超越传统安神药酸枣仁。此外，合欢花还有缓解焦虑、辅助降血压、促进血液循环、抗氧化的功效，然而这些益处需要在医生的指导下合理使用才能充分发挥。

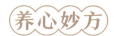

养心妙方

合欢花茶

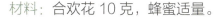

材料：合欢花 10 克，蜂蜜适量。

做法：1. 将合欢花洗净，放入茶壶中。

2. 用沸水冲泡，盖上茶壶盖闷泡 3 分钟。

3. 根据个人口味加入蜂蜜调味。

功效：缓解心脏不适症状，预防心血管疾病的发生和发展。

合欢花粥

材料：合欢花（干品）20~30 克，粳米 50~100 克，红糖适量。

做法：1. 将合欢花、粳米洗净，放入锅中。

2. 锅中加入适量清水，用小火烧至粥稠。

3. 加入红糖调味，搅拌均匀即可。

功效：养心安神，适合心神不宁、失眠多梦的人群饮用。

合欢花猪肝瘦肉汤

材料：合欢花 20 克，猪肝、猪肉各 60 克，姜片、盐各适量。

做法：1. 将合欢花洗净，猪肝、猪肉切片备用。

2. 将所有材料放入锅中，加入适量清水。

3. 用大火煮沸后转小火慢炖至汤浓肉烂。

4. 加入盐调味即可。

功效：养肝疏肝，解郁安神，有助于缓解因肝气郁结引起的不适症状。

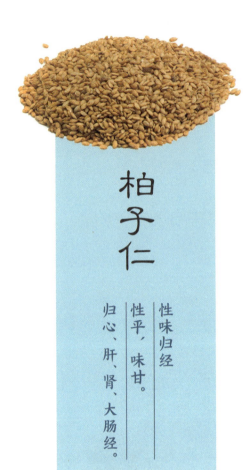

柏子仁

性味归经

性平，味甘。

归心、肝、肾、大肠经。

对心脏的益处

中医认为，柏子仁具有养心安神的作用，能帮助缓解因心火旺盛、心神不宁等引起的心悸、失眠等症状，从而保护心脏免受情绪波动的影响。柏子仁能够治疗虚烦不眠，即因心脏虚火旺盛或心血不足导致的烦躁不安、难以入睡等症状。

现代医学研究表明，柏子仁中含有丰富的脂肪油和维生素 E 等成分，这些成分具有抗氧化、抗炎等作用，有使心血管系统免受自由基和炎症因子损伤的作用。柏子仁中的某些成分还可能具有调节血脂的作用，有助于降低血液中胆固醇和脂肪的含量，减少动脉粥样硬化的风险，从而对心脏健康产生积极影响。

养心妙方

柏子仁粥

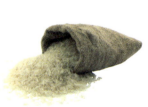

材料：柏子仁 15 克，粳米 100 克，蜂蜜适量。

做法：1. 将柏子仁去除皮、壳、杂质，捣烂。

2. 锅中放入柏子仁与粳米，加适量水煮粥。

3. 待粥将熟时，加入蜂蜜即可。

功效：润肠通便，养心安神。适用于心悸、失眠、健忘、长期便秘或老年性便秘者。

柏子仁茶

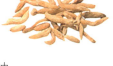

材料：柏子仁适量。

做法：取适量的柏子仁，用开水冲泡饮用。

功效：养心安神，润肠通便。适合口干舌燥、心烦失眠的人群。

柏子仁莲子麦冬汤

材料：柏子仁、麦冬各 20 克，莲子 30 克。

做法：1. 将柏子仁、莲子、麦冬洗净，待用。

2. 锅中加适量水，放入三味药材，煎煮 45 分钟。

3. 装入碗中，趁热服用。

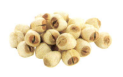

功效：养心安神。适用于惊悸失眠者。

柏子仁酸枣仁炖猪心

材料：柏子仁 15 克，酸枣仁 20 克，猪心 1 个，盐、生姜各适量。

做法：1. 洗净食材，将柏子仁、酸枣仁研成末待用。

2. 猪心内装柏子仁、酸枣仁粉末，放入砂锅加水和姜炖至熟烂。

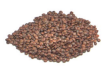

3. 根据个人口味，加盐调味即可。

功效：养心安神。适用于心慌气短、失眠盗汗、大便秘结、五心烦热等心阴不足者。

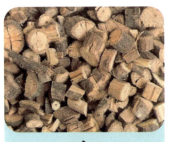

夜交藤

性味归经
性平、无毒、味甘、苦。
归心、肝经。

对心脏的益处

夜交藤又称何首乌藤，中医认为能滋养心血、安定心神，缓解由心神不宁引起的失眠、多梦、心悸等症状。特别是配合酸枣仁、生地黄等药物使用时，其安神养血的功效更为明显。夜交藤还具有祛风除湿、疏通经络的作用，能够改善血液循环，缓解由风湿引起的疼痛和不适。

现代医学研究发现，夜交藤含有多种有效成分，这些成分具有降低血压、降低血脂的作用。夜交藤还具有一定的抗炎作用，这有助于减轻血管壁的炎症反应，降低心血管疾病的发生风险。此外，它还能够显著降低血清胆固醇和血清三酰甘油水平，从而对高血脂引起的脂肪肝具有保护作用。

养心妙方

夜交藤酸枣仁粥

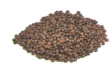

材料：夜交藤 15 克，酸枣仁 10 克，粳米 100 克，白糖适量。

做法：1. 将夜交藤、酸枣仁洗净，放入锅中，加适量清水煎煮。

2. 煮沸后转小火继续煎煮 20 分钟，滤取药汁备用。

3. 将粳米淘洗干净，加入药汁和适量清水，煮至粥熟。

4. 根据个人口味加入白糖调味即可。

功效：养心安神，补肝益肾。适用于心肝血虚引起的失眠、多梦、心悸等症状。

夜交藤养心茶

材料：夜交藤 10 克，大枣 35 枚，枸杞子适量。

做法：1.将夜交藤、大枣、枸杞子洗净，放入茶壶中。

2.加入适量沸水，浸泡 10~15 分钟后即可饮用。

3.可反复冲泡，直至味道变淡。

功效：养心安神，补血益气。适合心血不足、心神不宁的人群饮用。

夜交藤煲鸡蛋汤

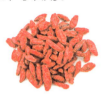

材料：夜交藤 30 克，鸡蛋 1 个，大枣 2 枚。

做法：1.洗净食材，夜交藤切段待用。

2.砂锅中加入夜交藤、鸡蛋，中火煮汤。

3.待鸡蛋煮熟后去壳，回锅再煮一段时间即可。

4.鸡蛋可食，汤去渣后可作饮品随时饮用。

功效：养心安神，养血通络。适合高脂血症患者，出现心悸失眠、头晕耳鸣、头昏健忘、虚烦多梦等症状的患者。

夜交藤泡脚方

材料：夜交藤 30~50 克（可根据需要调整用量），热水适量。

做法：1.将夜交藤洗净，放入足浴盆中。

2.加入适量热水，水温以能耐受为度。

3.浸泡双脚 15~20 分钟，其间可适当按摩足底穴位。

功效：安神助眠，缓解疲劳。有助于缓解紧张情绪，提高睡眠质量。

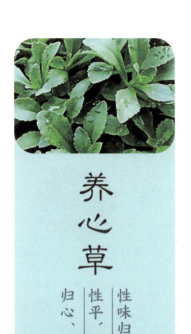

养心草

性味归经

性平、味甘、微酸。

归心、肝经。

对心脏的益处

中医认为，养心草具有滋养心脏、平肝宁心、滋阴养血的功效。养心草能够养心安神，可以缓解因心血不足或心火亢盛引起的心悸、烦躁，有助于提高睡眠质量，恢复精神活力。养心草还具有滋阴养血的作用，能够有效补充心血，使心脏得到充分的滋养。对于因心脏功能下降而引发的各种出血症状，如吐血、咯血、便血等，养心草具有活血止血的双重功效，既能促进血液循环，又能控制出血。

现代医学研究表示，养心草含有的黄酮类物质能够舒张心脑血管，促进血液循环，有助于缓解因血管硬化导致的高血压等症状，降低心血管疾病风险。而养心草中的谷固醇元素能有效阻止人体对胆固醇的吸收，从而降低血脂水平，减少动脉粥样硬化的发生，保护心脏免受损害。

养心妙方

养心草茶

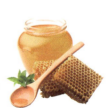

材料：养心草嫩叶 5 克，蜂蜜适量。

做法：1. 洗净养心草，可以用温水稍微冲洗去除灰尘。

2. 将洗净的养心草放入茶杯或茶壶中。

3. 倒入沸水，盖上盖子闷泡 5~10 分钟。

4. 可根据个人口味加入蜂蜜调味。

功效：养心安神，降压降脂，促进血液循环。适合中老年人或有高血压、高血脂等心血管疾病风险的人群饮用。

凉拌养心草

材料：养心草 250 克，蒜末、盐、酱油、醋、香油各适量。

做法：1. 洗净养心草，开水焯烫 2 分钟，捞出沥水。

2. 将焯好的养心草切成适当长度的段，放入碗中。

3. 加入蒜末、盐、酱油、醋、香油，拌匀即可食用。

功效：清凉解暑，开胃消食，同时养心安神。适合食欲不振或失眠多梦的人群。

养心草瘦肉汤

材料：养心草 150 克，瘦肉 250 克，姜片、盐各适量。

做法：1. 洗净食材，瘦肉切块，用开水焯去腥味。

2. 将瘦肉和姜片放入炖盅，加适量清水，大火烧开转小火炖 30 分钟。

3. 加入养心草，继续小火炖煮 40 分钟，加盐调味即可。

功效：补心养血，安神定志。适合心血不足、心悸失眠的人群食用。

养心草炒鸡蛋

材料：养心草 300 克，红椒 50 克，鸡蛋 100 克，食用油、盐各适量。

做法：1. 洗净食材，养心草切小段，红椒切丁，鸡蛋打散成蛋液加少许盐。

2. 将养心草段、红椒丁、鸡蛋液混合均匀，倒入热油锅中炒制。

3. 翻炒至所有食材熟透，加盐调味即可。

功效：养心安神，保护肝脏，健脑益智。适合睡眠质量差的人群食用。

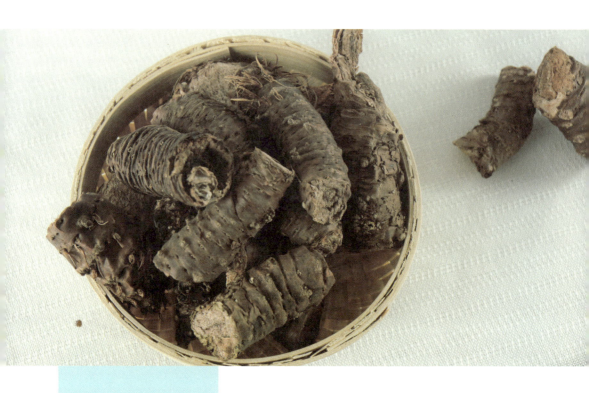

红景天

性味归经

性平，味甘、苦。

归肺、心经。

对心脏的益处

中医认为，红景天有益气活血的功效，能增强心脏的气血循环，有助于改善因气虚血瘀引起的心脏不适症状，如胸闷、气短、心悸等。红景天还能通脉平喘，通过疏通经络，缓解心脏供血不足引起的喘憋症状，对胸痹心痛、中风偏瘫等心脑血管疾病有一定的辅助治疗作用。

现代医学认为，红景天的主要化学成分包括红景天苷、有机酸、挥发油、微量元素等，能够清除血液中过多的脂质，降低血液黏滞度，从而改善微循环，预防动脉粥样硬化等心血管疾病。红景天还能通过扩张冠状动脉，增加心肌的供血量，改善心肌缺血症状，提高心脏功能。

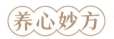

养心妙方

红景天茶

材料：红景天 6 克。

做法：1. 将红景天研成粉末。

2. 分两次放入茶杯中，每次冲入沸水。

3. 加盖闷泡 5~10 分钟即可饮用。

功效：养心安神，长期饮用有助于缓解心悸、失眠等症状。

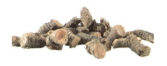

红景天炖猪肉

材料：红景天 9 克，黄芪 15 克，莲子肉 10 克，大枣 5 枚，猪瘦
肉 250 克，盐适量。

做法：1. 洗净食材，猪瘦肉切块。

2. 砂锅放入所有食材，加适量清水。

3. 大火煮沸后转小火熬煮 1 小时，加盐调味即可。

功效：补气养心，增强心脏功能。适合体质虚弱、免疫力低下等症
状的人群食用。

红景天粉

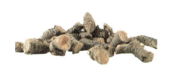

材料：红景天干品适量。

做法：1. 将红景天干品研磨成粉末。

2. 每次取 3~5 克粉末，用温水冲服。可长期服用。

功效：养心安神，缓解心脏不适症状。

第三章

养肝：疏泄藏血的将军之官

肝脏被誉为"将军之官"，不仅主导着疏泄与藏血的重要功能，还是调节全身气血运行的关键枢纽。它如同一位精明的指挥官，精心调配着体内的血液资源，确保每一滴血液都能按需分配，滋养全身。本章将分享日常生活中养肝的方法，希望能对你有所帮助。

扫码查看

- AI司药岐黄先生
- 《黄帝内经》详解
- 中医养生精要
- 药食同源课堂

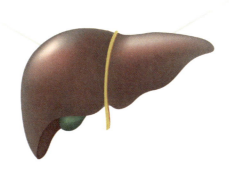

肝为将军之官

《素问·灵兰秘典论》中那句"肝者，将军之官，谋虑出焉"，初听或觉奇异，毕竟在现代科学认知中，谋略常与大脑相连。然而，此语实为精妙比喻：将肝脏比作统率全局、智勇双全的大将军。它不仅英勇善战，守护周身，如同"保护君主，平叛诸乱"（即解毒排毒），还深谙策略，行事有度。

肝脏以其独特的疏泄功能，调控着全身气机的流转，恰似春日里蓬勃生长的树木，充满生机与活力。其"疏"之力，使气机畅通无阻；其"泄"之能，则让气散而不郁滞。这一功能对于维持气血运行、津液输布及脏腑功能的和谐至关重要。一旦肝失疏泄，气机郁结，不仅会导致胸闷腹胀、食欲不振等身体不适，更可能引发气血不畅，长此以往，影响全身营养供给，毒素累积，甚至诱发恶性肿瘤——"癌"的阴影悄然逼近。此外，气机不畅还易生痰，与瘀滞之气交织，形成"梅核气"，给患者带来难以言喻的困扰。

更令人称奇的是，肝的疏泄功能还影响着人的情绪世界。气血顺畅，则心情开朗；反之，则易陷入抑郁、沉闷之中。这进一步印证了中医"心身一体"的理念，即身体与情绪之间的紧密关联。

不仅如此，肝脏还扮演着消化系统中的重要角色，其疏泄功能直接关系到脾胃的运化、胆汁的分泌，确保营养的吸收与废物的排泄。同时，它还参与着生殖系统的调节，影响着男女生殖健康。

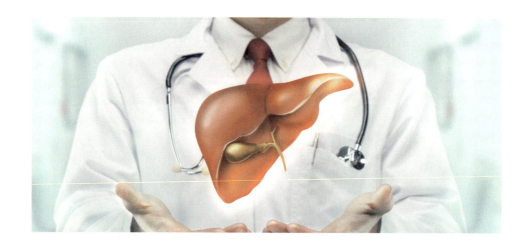

认识肝在人体的职能

{肝藏血，养肝需养血气}

《灵枢·本神》云："肝藏血，血舍魂。"道出了肝脏作为"人体血库"的关键角色，强调的是其储存血液以供机体各部位运作之需的重要功能。中医认为，肝脏具备将适量血液蓄存其内，滋养脏腑组织，确保身体各项功能正常运作的能力。它如同一位智慧的调度者，根据人体活动的需要，灵活调节各部位的血液分配。《素问·五藏生成》提出："故人卧血归于肝，肝受血而能视，足受血而能步。"精准概括了肝脏在人体休息时收纳血液，于活动时释放血液，以维持外周器官活力的精妙机制。

肝脏不仅管理着血液的分布，还扮演着防止血液外溢的守护者的角色。当肝气不足或肝郁化火时，可能引发各类出血症状，凸显了肝脏在维护血液运行秩序中的核心地位。同时，肝脏自身的健康也依赖于充足的血液滋养，血不足则易导致头晕目眩、视力下降及女性月经问题。

为养护肝脏与气血，需从以下几个方面着手：首先，情绪稳定是关键，避免过度情绪波动伤及肝气；其次，规律作息，确保充足睡眠，以助血液回流肝脏，促进肝细胞修复；再次，饮食有节，远离烟酒及辛辣刺激，均衡摄入五谷杂粮、果蔬肉类，滋养身体；最后，避免过度劳累与精神紧张，保护肝脏免受损伤。

《黄帝内经》亦强调肝藏血，心行之。人动则血运于诸经，人静则血归于肝脏。何也？肝主血海故也。揭示了肝脏作为"血海"在人体血液循环中的主导地位。肝脏的健康，直接关系到人体的整体健康状态。因此，我们应时刻关注并呵护自己的肝脏，摒弃不良生活习惯，让肝脏成为我们健康的坚实后盾。

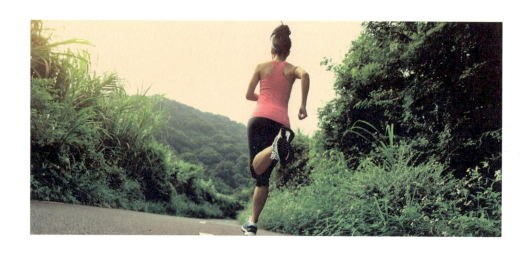

{肝主筋，养肝需多运动}

　　中医典籍中常提及"肝主筋""肝生筋"及"肝藏筋膜之气也"的理念，意指肝脏在维持筋膜健康中扮演核心角色。筋膜，作为附着于骨骼并汇聚于关节的结缔组织，不仅连接肌肉与关节，还主导着人体的运动功能，其范畴涵盖了现代医学中的肌腱、韧带等。人体的所有运动均依赖于筋膜的强健与灵活。

　　筋膜的滋养与强健，离不开肝血的滋养。当肝血充盈时，筋膜得以充分滋养，从而展现出强大的筋力与灵活的关节运动能力，使人体能够耐受疲劳；若肝脏功能受损，肝血不足，则会导致筋膜失养，表现为肢体麻木、运动障碍、关节僵硬、手足震颤等症状，这些都是筋膜弹性减弱、功能下降的体现。

　　随着年迈，人体自然会出现肝血渐亏、筋膜失养的情况，导致筋力减退，难以胜任重体力劳动，甚至日常活动如上下楼梯也会感到吃力，稍增运动量即易感疲劳。这正是年老血亏对筋膜影响的直接反映。

　　《素问·六节藏象论》中还有"（肝）其华在爪"的论述，意指肝脏的健康状况可通过指甲（趾甲）的变化来观察。指甲的坚韧与光泽程度，反映了肝气的疏泄功能与肝血的濡养作用。健康的肝脏使指甲红润有光泽，而肝血不足则会导致指甲色泽枯槁、质地脆弱。因此，指甲的状态可作为评估肝脏与筋膜生理病理状态的一个窗口。

此外，中医还有"肝为罢极之本"的说法，其中"罢极"通"疲极"，强调肝脏是人体耐受疲劳、力量的源泉。这与现代医学对肝脏作为代谢中枢的认识相呼应，肝脏在能量代谢、物质转换及微量元素吸收等方面均发挥重要作用。肝脏功能的强健，直接关系到人体的能量储备与转换效率，进而影响人的精神状态与运动耐力。因此，无论是从中医还是现代医学的角度来看，保护肝脏健康都是维护人体整体机能的重要一环。

肝开窍于目，养肝需爱护眼睛

中医典籍中流传着"肝开窍于目"的古老智慧，意指肝血是眼睛明亮与视觉功能强健的根本源泉。这一理论在"肝受血而能视"（《素问·五藏生成》）与"肝气通于目，肝和则目能辨五色矣"（《灵枢·脉度》）中得到了深刻阐述。简而言之，肝血充盈是眼睛清晰视物、辨识万物色彩的先决条件。一旦肝血不足，不仅身体整体状况会显露出虚弱之态，更会直接体现在眼睛上，如双目昏花、视物模糊等视觉障碍。

在临床实践中，众多眼科疾病的诊治往往离不开对肝脏的调理。例如，肝血亏虚可导致视力下降、夜盲症及双眼干涩；肝火上攻则会引起目赤肿痛；肝阳过亢则可能伴随目眩不适；而肝风内动时，还可能出现眼球斜视或上吊等异常现象；肝胆湿热更会导致巩膜黄染等严重症状。

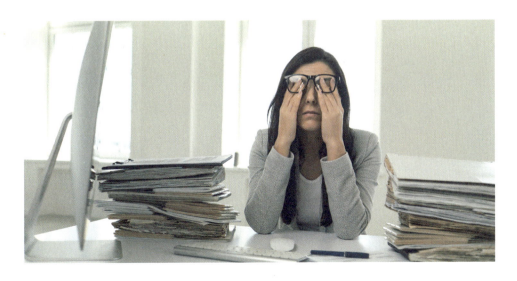

　　肝脏功能的异常，除直接影响视力外，还会在眼周肌肤上留下痕迹，如黑眼圈加深、细纹增多、皮肤暗淡无光等，这些都是肝脏健康状况不佳的外在表现。

　　值得注意的是，过度用眼同样会反作用于肝脏，中医称之为"久视伤肝"。长时间注视屏幕或书籍，会大量消耗肝血，使肝脏长期处于超负荷状态，久而久之，便会损害肝脏健康。因此，爱护眼睛与呵护肝脏是相辅相成的。

　　为了维护眼与肝的健康，我们可以采取多种养生方法。比如，适当闭眼休息，让眼睛沐浴在柔和的阳光下（注意避免强光直射），有助于补充肝阳、疏泄肝气。同时，保证充足的睡眠至关重要，尤其是凌晨 1 点到 3 点这一肝脏修复的黄金时段，应确保身体处于深度睡眠状态，以滋养肝血。此外，改变不良生活习惯，如减少熬夜看电视等行为，对于保护眼睛和肝脏尤为重要。闲暇时，可以做些护眼操，或用手掌热敷双眼，并轻轻转动眼球，以缓解眼部压力，促进眼部血液循环。

｛肝是代谢和解毒器官｝

　　肝脏，作为人体不可或缺的代谢与排毒中枢，其健康状态直接关系到身体的整体运作。一旦代谢功能失衡，便会导致四肢无力、精神萎靡，即便饮食节制也难以摆脱体重增加的困境，形成恶性循环。

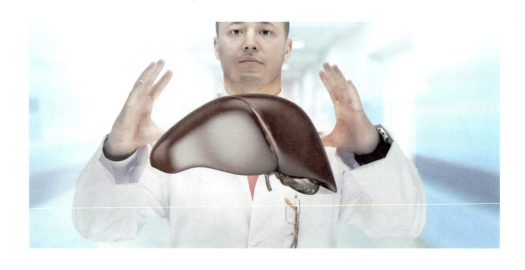

在排毒方面，肝脏扮演着至关重要的角色。它如同一位高效的清道夫，将肠胃吸收进来的有害物质，经过一系列复杂的化学反应，转化为无害物质，最终排出体外。这一过程，不仅体现了肝脏的解毒能力，也彰显了中医对"毒"的独特理解——无论是体内淤积的瘀血、痰湿、寒气，还是外来的风邪、热邪等，只要对人体构成威胁的，均可视为"毒"。

《素问·生气通天论》便强调了外界邪气对人体健康的潜在危害，而肝脏正是抵御这些邪气的第一道防线。特别是在凌晨1至3点这一黄金时段，肝脏的排毒效率达到顶峰，因此保证充足的睡眠，让肝脏得以充分休息，是维护其排毒功能的关键。

然而，肝脏的解毒能力并非无限，当体内毒素累积超过其处理能力时，便可能引发中毒。为此，我们应采取积极措施，助力肝脏排毒：

1.青色食物助力

依据中医"五色入五脏"的理论，青色食物与肝脏相应，常食青皮、苦瓜等青色果蔬，不仅有助于肝气疏泄，还有清热解毒之功效。

2.枸杞子强肝

枸杞子被誉为"养肝圣品"，它能增强肝脏对毒素的抵抗力，每日适量嚼服，不仅护肝，还有抗衰老之效。

3.按摩太冲穴

太冲穴是肝脏排毒的重要穴位，定期按摩此穴，可促进血液循环，加速毒素排出，缓解肝脏压力。

4.情感排毒

流眼泪是一种独特的排毒方式，它能有效排出体内的毒素，同时缓解心理压力，避免因肝郁导致的毒素积聚。因此，适时释放情绪，让泪水成为心灵的净化剂。

肝主春，春季重在养肝

春天养生，养肝为先

　　春天作为四季之始，是大自然万物复苏、生机盎然的季节。《素问·四气调神大论》中"春三月，此谓发陈，天地俱生，万物以荣"的论述，描绘了春季三个月万物萌生、生机勃勃的景象。春作为四时之首，素有"一年之计在于春"之说，不仅自然界迎来了新生，人体内的各脏腑也在这温暖的气息中逐渐苏醒，其中肝脏尤为敏感。肝属木，其生理特性正如春日里吐绿的树木，柔软而充满生机，最易受春天生发之气的影响，故春季养生中养肝护肝显得尤为重要。

　　肝主疏泄，喜条达而恶抑郁，春季养肝，重在保持心情的愉悦与舒畅，避免情绪波动过大，以免肝气郁结。在这个多变的季节里，气温时高时低，我们在着装上也应遵循"下厚上薄"的原则，既保证了身体的温暖，又便于日常的活动，避免因过早脱去厚重的冬装而受寒，影响肝脏的疏泄功能。此外，穿着宽松舒适的衣物，适当松缓衣带，不仅能让人感受到轻松自在，还有助于气血的流通，减少身体的不适感，让身体在春天的阳光下更加自由地呼吸。

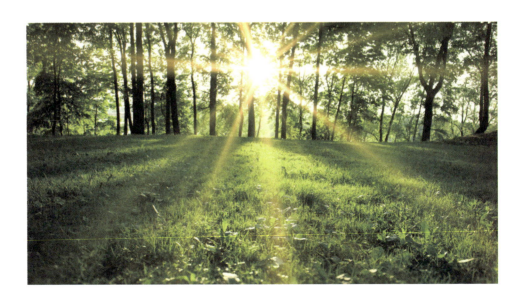

{春季阳气生，饮食宜护肝}

春季是自然界阳气生发的季节，也是人体阳气逐渐复苏、肝气渐旺的时段。在这个充满生机的季节里，合理调整饮食对护肝养阳尤为重要。遵循时令，多摄取应季食物，不仅能够滋养身体，还能顺应自然规律，促进健康。

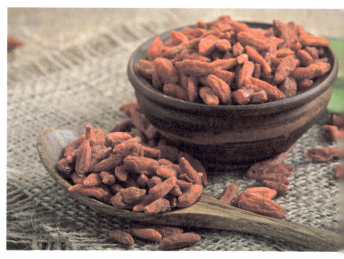

饮食上护肝养阳，首先要精选食材，确保营养均衡且充足。奶、蛋、鱼、瘦肉及豆制品等富含优质蛋白质的食物，应成为餐桌上的常客。这些食物不仅易于消化吸收，还能为肝脏提供必要的养分，促进其正常功能的发挥。同时为避免脂肪过量而导致脂肪肝，需合理控制脂肪摄入，选择低脂或脱脂的烹饪方式。

枸杞子作为春季养肝的佳品，因其滋补肝肾、养肝明目的功效而备受推崇。无论是泡茶、炖汤还是熬粥，适量加入枸杞子都能为肝脏带来温和的滋养。此外，单糖与双糖含量高的食物，如蜂蜜、果汁等，有助于增加肝糖原储备，为肝脏提供能量支持。

茶饮方面，绿茶、菊花、玫瑰花等制成的茶饮，不仅清香可口，还具备护肝、疏肝解郁、清热解毒的功效。常饮这些茶饮，能帮助调节肝脏功能，缓解春季常见的肝气郁结等症。

坚果类食品，如核桃仁、开心果等，也是春季护肝的好帮手。它们富含不饱和脂肪酸及多种维生素，有助于疏肝理气、缓解焦虑情绪，让身心在春日里更加轻松愉悦。

最后，护肝养肝还需注意避免酒精、辛辣及刺激性食品的摄入，减少油炸及干硬食品对肝脏产生的负担。多喝水则有助于增加循环血量，增进肝细胞活力，促进代谢废物的排出，从而达到护肝的效果。

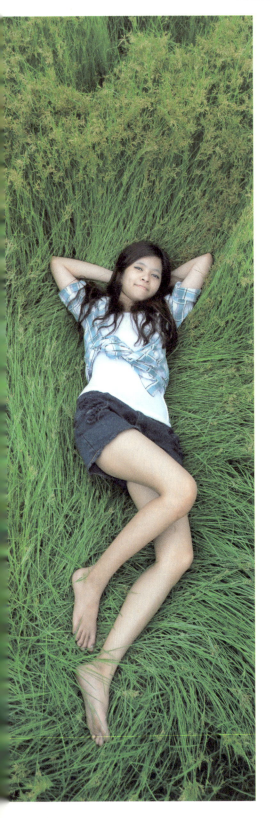

春季宜"夜卧早起"

《黄帝内经》阐述了肝脏在人体中的核心作用——主疏泄，即确保气机畅通无阻，从而预防因气滞血瘀而诱发的旧疾。春季实践"夜卧早起"的养生之道，正是顺应这一自然法则，促进肝脏健康的有效方法。书中云"夜卧早起，广步于庭，被发缓形，以使志生"，意指在春季，人们应适当调整作息，稍晚入睡，清晨早起，于庭院中悠然漫步，让身心融入自然，精神得以舒展，与春天的勃勃生机相呼应。

或许有人会疑惑：为何春季不同于其他季节，提倡夜卧早起？这实则是为了顺应春季阳气生发、万物复苏的特性。春季昼长夜短，适度延长白天的活动时间，同时保证夜间有质量的休息，能有效平衡身体与自然界的节奏。正如半满之水易动荡，满盈之水则稳重，适度工作与活动能增强身体对春季气候变化的适应能力，避免过度震荡，实则是一种保护机制。

然而，"夜卧早起"并非鼓励无节制地晚睡早起。理想的作息应确保在子时之前（即晚上 11 点前）入睡，此时胆经当令，利于排毒与修复。建议晚上 10 点半左右准备就寝，确保每日约 8 小时的充足睡眠。避免贪睡懒觉，因为过度睡眠会导致新陈代谢减缓，气血运行不畅，反而有损健康。

｛春季多运动，疏肝活血｝

春季，"动"是养生的关键词，通过活动来疏通肝气，促进血液循环，切忌久静不动。

春季的运动，不仅能让身体沐浴在和煦的阳光下，还能使心情随之愉悦，肝气得以顺畅。在众多运动中，慢跑无疑是一个既简单又高效的选择。它不仅能够促进全身血液循环，加快新陈代谢，还能通过腿部和脚部的运动，直接刺激肝经的循行路线，对肝脏产生积极的养护作用。在春风中慢跑，每一步都仿佛在与大自然对话，让心灵得到释放，身体得以舒展，真正做到了身心合一，顺应了春季阳气生发的自然规律。

若觉慢跑单调，放风筝则是另一项值得推荐的春季运动。它融合了跑动、注视、协调等多种元素，不仅能增强全身肌肉的力量，特别是臂力、腰背肌群和足部关节，还能在风筝的牵引下，使身体得到全面的锻炼。更重要的是，放风筝时抬头远望，对调节眼肌功能、缓解眼部疲劳、预防近视有着显著的效果。正如古人所言："春日放鸢，引线而上，令小儿张口而视，清眼明目，可泄内热。"

春季是采纳自然阳气、养肝护肝的黄金时期。无论是选择慢跑还是放风筝，或是其他任何适合自己的户外运动，都能让我们在享受春光的同时，达到疏肝活血、强健体魄的目的。这些活动不仅能够排解心中的郁闷之气，还能激发积极向上的生活态度，让我们与大自然同频共振，共同迎接每一个充满希望的明天。

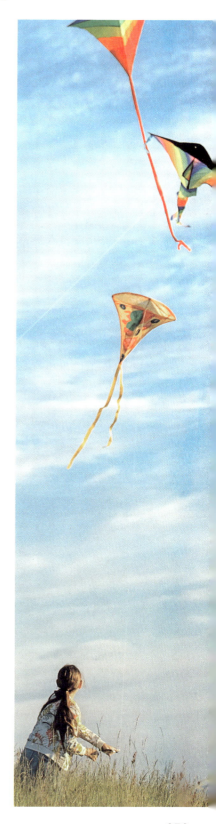

｛不乱吃保健药，给肝减负｝

随着人们健康意识的增强，保健药品市场日益繁荣，各类产品纷纷打着"有病治病，无病强身"的旗号吸引消费者。然而我们必须清醒地认识到，许多保健药品的宣传往往存在夸大其词的成分，其实际效果与安全性并未得到全面而科学的验证。特别是那些盲目追求健康、未经专业指导便随意服用保健药的行为很可能给肝脏带来沉重的负担，甚至造成不可逆的损伤。

肝脏作为人体内的"解毒工厂"，负责分解、转化和排泄进入体内的各种物质，包括药物及其代谢产物。当人体摄入过多不必要的保健药品时，肝脏需要"加班加点"地工作以应对这些外来负担，长此以往，不仅会导致肝脏功能受损，还可能引发一系列肝脏疾病，如药物性肝炎等。

以更年期女性为例，她们可能会选择服用含有雌激素的补品来缓解心悸、潮热等症状，然而这类补品虽能暂时缓解不适，却对肝脏具有潜在的毒性。若未经医生指导盲目服用，很可能在追求健康的同时，悄然伤害了肝脏。

老年人群体同样需要注意，随着年龄的增长，老年人的生理功能逐渐衰退，肝脏的解毒能力也随之减弱。此时若再盲目服用保健品，不仅难以达到预期效果，反而可能因药物代谢不畅而在体内蓄积，引发毒性反应。

对于肝病患者而言，保肝药的选择更应谨慎。尽管保肝药在理论上具有保护肝脏的作用，但其确切疗效尚存争议，且并非所有肝病患者都需要服用。在临床实践中，病毒性肝炎的治疗通常以抗病毒药物为主，保肝药仅作为辅助手段。过度依赖保肝药，不仅可能增加肝脏负担，还可能干扰正常的治疗进程。

{保持匀称身材，远离脂肪肝}

越来越多的人偏好高热量、高脂肪的荤食、油腻食品及甜食零食，加之久坐不动的生活方式，导致了肥胖问题的日益严峻。中年人"将军肚"的普遍现象，不仅是体态上发生了变化，更是给身体健康亮起了红灯。

肥胖作为多种慢性疾病的温床，与脂肪肝的关联尤为紧密。当人体摄入的能量远超过日常消耗时，多余的糖分和脂肪便会涌入肝脏，并在此沉积，促使肝脏合成过多的脂肪，进而引发内源性高血脂和脂肪肝。中医理论认为，脂肪肝乃"痰"与"瘀"在肝脏的积聚所致，而"肥人多痰湿"的论述，正是对肥胖者体质特征及易患脂肪肝现象的深刻洞察。

因此，保持匀称身材，不仅关乎外在形象，更是对肝脏健康的重要守护。定期监测体质指数（BMI）能有效评估体重与健康状况，帮助我们及时发现并调整不合理的体重状态。当 BMI 值超出健康范围时，积极采取措施进行干预显得尤为关键。体质指数 (BMI)= 体重 (kg)÷ 身高 $(m)^2$。举个例子，一个身高 1.65 米、体重 50 千克的女士，她的体质指数算法就是 $50÷(1.65 \times 1.65) ≈ 18.37$。中国成年人身体指数有固定的标准，最理想的体重指数是 22。$18.5 ≤ BMI < 24$ 为健康体重，$BMI < 18.5$ 则体重过轻，$24 ≤ BMI < 28$ 有些超重，$BMI ≥ 28$ 就属于肥胖了。

要想调整体重，需从饮食、生活节奏、运动锻炼着手，三者缺一不可。饮食上，倡导清淡均衡，减少油腻、高糖食物的摄入，坚持"七分饱"原则，既满足身体所需，又避免过度负担。在生活节奏上，适当保持忙碌与活力，避免长时间静坐不动，通过工作与生活的平衡来促进能量消耗。在调整体重的过程中，运动更是不可或缺的一环，无论是步行上下班、定期健身，还是参与户外活动，都能有效促进脂肪代谢，减少患脂肪肝的风险。

吃对食物能养肝

{绿色食物能养肝}

《灵枢·五色》中的"青为肝"之说，揭示了自然界色彩与人体健康的微妙联系。中医认为，肝脏是"将军之官"，其性刚烈，主疏泄，对青色情有独钟，故又有"青龙"之美誉。这一理论不仅赋予肝脏以生动的形象，也引导我们认识到绿色食物在养肝护肝中的独特价值。

走进自然，满目翠绿总能让人心旷神怡，这不仅仅是视觉上的享受，更是心灵与身体的双重滋养。当心情郁结时，漫步于绿意盎然的植物园，那份清新与生机仿佛能穿透心扉，让肝气得以顺畅流通，气机随之畅达，心情自然随之好转。这背后，正是绿色对肝脏的温柔抚慰与滋养。

而谈及绿色食物，其养肝功效更是不可小觑。以绿豆为例，这一传统食材在中医典籍中早有记载，具有解毒保肝、消暑止渴之功效。绿豆之所以能有效养肝，正是因为其青色属性与肝脏相应，能够直接作用于肝脏，增强其解毒排毒的能力。

此外，黄瓜、芹菜、菠菜、西蓝花等绿色蔬菜，同样是养肝的佳品。它们不仅富含膳食纤维、维生素及矿物质，有助于促进肝脏代谢，减轻肝脏负担，还含有丰富的叶酸成分，这是人体新陈代谢不可或缺的重要维生素之一。

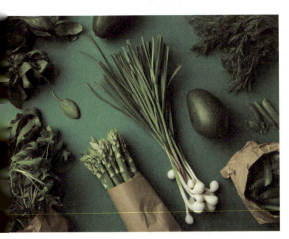

然而在享受绿色食物带来的健康益处时，我们也需注意食品安全问题。农药残留、食品添加剂等潜在威胁可能对我们的肝脏造成不良影响。因此在选购和食用绿色食物时，务必选择无污染或低污染的蔬菜，并仔细清洗，必要时可削皮食用，以减少有害物质的摄入。同时尽量避免或减少食用含添加剂的食品，以免给肝脏增添不必要的负担。

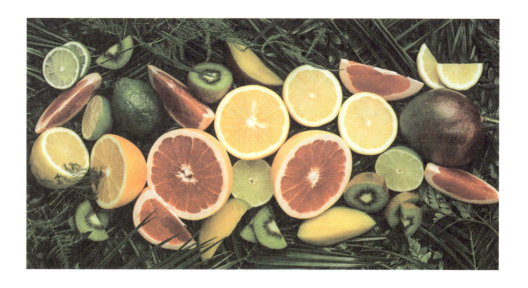

酸味入肝，养肝血

肝作为人体的重要脏器，负责疏泄气机、藏血生血，其生理功能的正常发挥离不开肝阴与肝阳的和谐共生。当肝阴不足时，肝阳便会相对亢盛，出现一系列阴虚阳亢的症状，如急躁易怒、头晕目眩等。此时适量摄入酸味食物，便能发挥其"补肝阴、泻肝阳"的独特作用，帮助肝脏恢复平衡，促进肝血的生成与储藏。

民间虽有"酸儿辣女"的趣谈，但实际酸味的偏好与胎儿性别并无直接关联，它更多地反映了孕妇体内气血变化及脏腑需求。孕期女性因胎儿生长需大量气血滋养，常导致自身肝阴不足，此时适量食用酸味食物，不仅能满足味蕾的需求，更是身体智慧的选择，有助于补充肝阴，缓解孕期不适。

酸味食物种类繁多，从常见的山楂、五味子、乌梅，到水果中的橘子、柚子、橙子，以及调味佳品醋，都是养肝血的好帮手。特别是醋，在中药炮制中常作为"醋制"的媒介，不仅能改变药物性质，还能引导药物更好地作用于肝脏。

然而正如《黄帝内经》所警示的，任何事物都有其度，过量摄入酸味食物同样会损害健康，特别是易伤脾土，导致肌肉角质增厚、嘴唇外翻等不良反应。因此，在享受酸味食物带来的健康益处时，我们应秉持中庸之道，合理搭配，避免过犹不及。

常见的养肝佳品

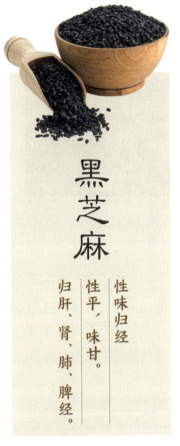

黑芝麻

性味归经

性平，味甘。

归肝、肾、肺、脾经。

对肝的益处

黑芝麻具有滋补肝肾的功效，有助于改善肝肾阴虚所导致的头晕目眩、耳鸣、肢麻、须发早白等症状。

现代医学认为，黑芝麻富含抗氧化物质，如维生素 E 和芝麻素等。这些物质能够清除体内的自由基，减少氧化应激对肝脏细胞的损伤，以免肝脏受外界有害物质的侵害。黑芝麻中的不饱和脂肪酸有助于降低血液中的胆固醇水平，减轻肝脏在胆固醇代谢方面的负担。同时黑芝麻中的膳食纤维也有助于促进胆固醇的排泄。

养肝妙方

黑芝麻粥

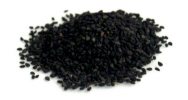

材料：黑芝麻 30 克，粳米 100 克。

做法：1. 洗净食材，黑芝麻小火炒香凉凉。

2. 砂锅中加适量水，放入粳米，大火煮开转小火熬粥。

3. 粥成后加入压碎的黑芝麻，续煮 1 分钟即可。

功效：滋补肝肾，降低胆固醇。适于经常饮酒的人，可以减少酒精对肝脏的损害。

黑芝麻桑葚糊

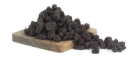

材料：黑芝麻、桑葚各 60 克，粳米 30 克，白糖 10 克。

做法：1. 将粳米、黑芝麻、桑葚洗净，同放入石钵中捣烂成米浆。

2. 砂锅中加适量水，煮沸后放入白糖，再将米浆缓缓调入。

3. 煮成糊状，趁热食用即可。

功效：补肝肾，润五脏，祛风湿，清虚火。常服可改善肝脏功能，增强体质。

黑芝麻甘草饮

材料：黑芝麻适量，甘草 10 克。

做法：1. 洗净食材，黑芝麻炒熟磨成粉。

2. 甘草放入锅中，加适量水，中火煮沸后转小火煮 10 分钟。

3. 滤去残渣，将甘草水倒入装有黑芝麻粉的杯子中，拌匀即可。

功效：滋补肝肾，养血祛风。适用于肾虚头发早白及慢性荨麻疹属肝肾不足者。

黑芝麻拌莴笋丝

材料：去皮莴笋 200 克，去皮胡萝卜 80 克，黑芝麻 25 克，盐、鸡粉、糖、醋、香油各适量。

做法：1. 洗净食材，将莴笋和胡萝卜切成丝，焯煮断生捞出。

2. 焯煮后的莴笋和胡萝卜丝，加入黑芝麻拌匀。

3. 加盐、鸡粉、糖、醋、香油调味，拌匀即可食用。

功效：滋补肝肾，促进消化与排毒。

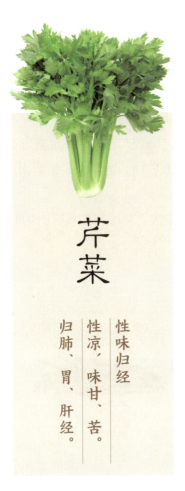

芹菜

性味归经

性凉、味甘、苦。

归肺、胃、肝经。

对肝的益处

中医认为，芹菜具有清热解毒、生津的功效，有助于清除体内热气，缓解因气候干燥、上火等引起的口干舌燥、肝火过旺等症状。芹菜还可以平肝利湿，经常食用有助于促进体内湿气的排出，减轻肝脏因湿气过重而产生的不适。

现代医学认为，芹菜中含有的黄酮类物质具有抗炎作用，这有助于减轻肝脏的炎症和损伤。患有肝病的人群，适量食用芹菜有助于促进肝脏的修复和再生。芹菜含有一定的芹菜碱成分和丰富的钾元素，这些成分能够舒张血管平滑肌，对抗钠离子造成的血管收缩，从而降低血压。

养肝妙方

芹菜炒猪肝

材料： 芹菜 200 克，猪肝 150 克，葱、姜、蒜、料酒、生抽、淀粉、盐、油各适量。

做法： 1. 猪肝切片，用料酒、生抽、淀粉腌制 10 分钟。

2. 芹菜洗净切段，葱、姜、蒜切末备用。

3. 热锅冷油，先下葱、姜、蒜爆香，再下猪肝快速翻炒至变色。

4. 加入芹菜段继续翻炒，加盐调味即可。

功效： 滋补肝肾，补血益气，养肝明目。

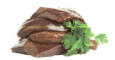

芹菜汁

材料：新鲜芹菜 150 克。

做法：1. 洗净食材，芹菜切成段。

2. 将芹菜放入榨汁机，加适量清水，榨汁。

3. 装入杯中，即可饮用。

功效：有助于促进肝脏的代谢和解毒功能，减轻肝脏负担。

芹菜大枣汤

材料：芹菜 200 克，大枣 100 克。

做法：1. 洗净食材，芹菜切段，大枣去核。

2. 砂锅放入芹菜和大枣，加适量水，大火烧开转小火慢炖。

3. 煮至芹菜熟烂，大枣软糯，即可。

功效：清热解毒，补血养肝。

菠菜芹菜粥

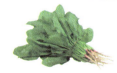

材料：水发粳米 130 克，菠菜 60 克，芹菜 35 克，盐适量。

做法：1. 洗净食材，菠菜切小段，芹菜切丁。

2. 砂锅加适量水，放入粳米，大火烧开后转小火煮 35 分钟。

3. 待米粒变软后，加入菠菜和芹菜拌匀，煮至断生。

4. 加盐调味即可。

功效：养肝护肝，补血益气，促进肝脏代谢，降低血压。

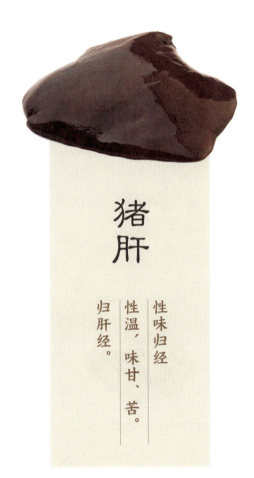

猪肝

性味归经

性温，味甘、苦。

归肝经。

对肝的益处

中医认为，猪肝具有补肝养血的作用，对于肝虚、血虚等症状，如面色苍白、唇色淡白、指甲苍白、头晕、眼花、心悸失眠等，有一定的改善作用。猪肝还能补气健脾，适量食用猪肝可以增强脾胃功能，改善食欲不振、腹胀等症状。

现代医学认为，猪肝富含多种维生素（如维生素 A、C、E）和矿物质（如锌、铜）等营养成分，有助于滋养肝脏细胞，促进肝脏细胞的再生和修复，保护肝脏健康。猪肝中的胆碱和亚油酸等有益成分有助于降低血脂和胆固醇水平，减轻肝脏负担，预防肝脏疾病。

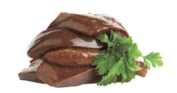

养肝妙方

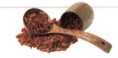

猪肝枸杞子何首乌粥

材料：猪肝、粳米各 50 克，枸杞子、何首乌各 20 克，白糖、盐各适量。

做法：1. 将猪肝切成薄片，用盐腌片刻。

2. 把枸杞子和何首乌放入砂锅，加适量水煎煮约 15 分钟，去渣留浓汁。

3. 猪肝片、粳米放入药液中，加适量清水，大火煮开。

4. 转小火慢煮成稀粥，加入白糖即可。

功效：补肝益肾，养血明目。适合肝肾不足或肝虚而致腰膝酸软、无力、两眼昏眩等症状的人群食用。

灵芝猪肝汤

材料： 猪肝 230 克，灵芝少许，料酒、盐、姜片、鸡粉各适量。

做法： 1.猪肝洗净切薄片，沸水汆煮 1 分钟，去除血水。

2.锅中加适量水，放入灵芝、猪肝、姜片，淋入料酒拌匀。

3.大火烧开转小火煮 20 分钟至食材熟透，加盐、鸡粉调味即可。

功效： 补益肝肾，安神助眠。适用于肝脏疾病患者或肝功能不佳的人群。

猪肝菠菜汤

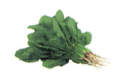

材料： 菠菜 200 克，猪肝 150 克，姜、料酒、盐各适量。

做法： 1.猪肝洗净后切片，用盐、料酒腌制 10 分钟。

2.菠菜洗净切段，焯水捞起备用。

3.锅中加入高汤烧开，放入猪肝和姜片稍煮片刻。

4.最后放入菠菜，加盐调味即可。

功效： 补肝养血，促进肝脏健康。

猪肝枸杞叶粥

材料： 猪肝 100 克，枸杞叶 50 克，粳米 150 克，姜丝、盐、料酒、香油各适量。

做法： 1.洗净食材，猪肝切片，用盐、料酒腌制片刻。

2.锅内加适量清水和粳米煮成粥，放入枸杞叶稍煮片刻。

3.将猪肝和姜丝一起放入粥内煮至猪肝熟。

4.加盐和香油拌匀即可。

功效： 补肝明目。适合肝血不足、视力模糊的人群食用。

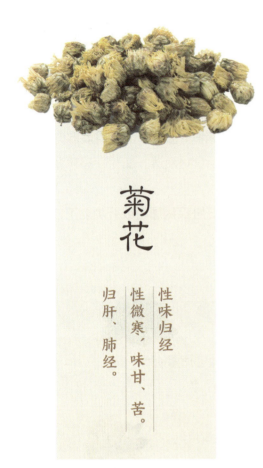

菊花

性味归经

性微寒，味甘、苦。

归肝、肺经。

对肝的益处

中医认为，菊花能疏散肝经风热，对于肝阳上亢导致的眩晕、目赤肿痛、视物不清等症状有显著的缓解作用。菊花具有平肝明目的功效，能够帮助肝脏恢复平衡状态，同时改善眼睛的健康状况。菊花还能够清热解毒，有助于减轻肝脏因毒素积累而受到的损害。

现代医学研究表明，菊花中含有多种活性成分，如黄酮类、菊苷等，这些成分具有显著的抗氧化和抗炎作用，能保护肝脏细胞，减少氧化应激、炎症反应的损伤。此外，菊花还能够降低血脂和血压。

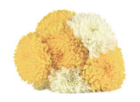

养肝妙方

菊花茶

材料：菊花 10 克，枸杞子 15 克。

做法：1. 洗净枸杞子，菊花以温开水冲洗干净待用。

2. 杯中放入菊花、枸杞子，加适量开水。

3. 闷泡 10 分钟，趁热饮用即可。

功效：平肝明目，清热解毒，对于肝火旺盛、目赤肿痛等症状有一定的缓解作用。

菊花桑叶茶

材料：菊花 16 克，桑叶 8 克。

做法：1. 将菊花、桑叶清洗干净，待用。

2. 杯中放入菊花、桑叶，加适量开水。

3. 闷泡 10 分钟，趁热饮用即可。

功效：清肺润燥，疏散风热，可以缓解因风热引起的眼睛不适。

苦瓜菊花汤

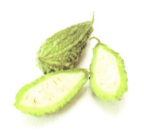

材料：苦瓜 500 克，菊花 2 克。

做法：1. 洗净食材，苦瓜去瓤，斜刀切块。

2. 砂锅加水烧开，放入苦瓜、菊花拌匀。

3. 煮至食材熟透后，盛出装入碗中即可。

功效：清热解毒，平肝明目。适合体内热毒积聚、肝火旺盛、眼睛干涩或视力模糊的人群食用。

菊花粥

材料：粳米 200 克，菊花 7 克。

做法：1. 将粳米和菊花清洗干净。

2. 锅内加适量清水，大火烧热，倒入粳米，拌匀。

3. 烧开后转小火煮 40 分钟，倒入菊花，略煮片刻。

4. 将粥盛出，装入碗中即可。

功效：养肝明目，改善睡眠，有利于肝脏的修复和健康。

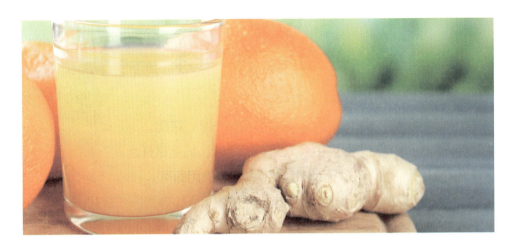

清气姜橘饮

　　清气姜橘饮主要由生姜和陈皮（即橘皮）组成。生姜作为暖胃祛寒的食疗佳品，味辛，性温，归肺、胃、脾经；陈皮则性温，味辛、苦，归肝、脾经。二者制成粗末后煎水服用，能理气健脾，在一定程度上缓解肝郁气滞所致的胸胁胀满、胃脘胀闷等症状。不过，严重的肝郁气滞症状，还需要结合其他治疗方法进行综合调理。

　　清气姜橘饮作为一种简单易制、家庭常备的食疗佳品，在调理脾胃、燥湿化痰等方面具有显著功效。但在饮用时也需要注意适量、适时以及避免特定人群的禁忌情况。以下是饮用注意事项：

　　1.避免晚上饮用。由于生姜具有提神的作用，晚上饮用可能会影响睡眠。因此建议在上午或白天饮用，以充分利用其温中和胃的功效。

　　2.阴虚火旺者不宜多饮。陈皮性味偏温，阴虚火旺者饮用后可能会加重体内热象，导致五心烦热、潮热盗汗等症状。这类人群应谨慎饮用或避免饮用。

　　3.鲜橘皮不可代替陈皮：泡药茶时，千万不可把鲜橘皮当陈皮使用。因为鲜橘皮不仅不具备陈皮的药用功效，而且表面可能还会有农药和保鲜剂污染，对身体健康造成潜在威胁。

　　4.个体差异：不同体质的人对生姜和橘皮的反应可能不同。如果在饮用后出现不适症状，如胃痛、腹泻等，应立即停止饮用并咨询医生。

{冬瓜姜丝汤}

在烈日炎炎的夏日，酷暑难耐，人们的情绪似乎也变得易怒与急躁，这背后往往隐藏着因高温引发的肝火旺盛问题。肝火旺有多种表现形式，其中肝火上炎尤为常见，它是因肝气长期郁结不舒，进而郁而化火，循肝经上冲所致。

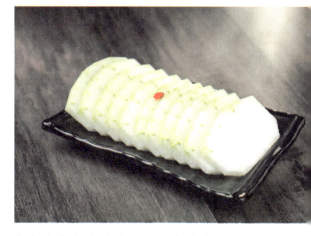

肝火上炎的临床表现多样，以气火上逆、热象显著为特点。由于火性上炎，加之足厥阴肝经循行于头面部，故患者常感头昏脑涨、目赤肿痛、耳鸣不止、多梦纷扰，并伴有口苦咽干、便秘不畅、尿少色黄等症状。此外，肝主疏泄，其志在怒，因此肝火上炎之人情绪上更易激动、急躁不安。

针对此类情况，夏日里一碗清凉的冬瓜姜丝汤无疑是既经济又实惠的降火良方。冬瓜能有效缓解由肝火上炎引起的头晕胀痛、目赤肿痛、耳鸣、多梦、口苦口干等热象症状。而姜丝具有开胃的作用，能够刺激胃液分泌和肠道蠕动，从而帮助消化食物，对于因肝火旺而影响食欲的人群尤为有益。夏季人体易受热邪侵袭，导致肝火旺盛，此时常饮冬瓜姜丝汤可帮助清热降火，舒缓不适。

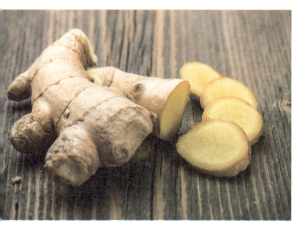

除了冬瓜姜丝汤，肝火上炎的患者在夏季还可尝试饮用百脚草、薄荷、菊花、车前草等青草茶，或是甘蔗汁、柠檬汁、冬瓜汁等自然饮品，它们均具有良好的清热解暑、平肝降火功效。同时，饮食上应尽量避免油炸食物与酒精的摄入，以免加重肝脏负担。

养肝的中药

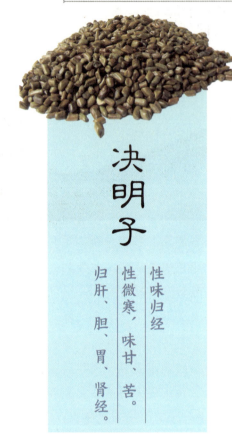

决明子

性味归经

性微寒，味甘、苦。

归肝、胆、胃、肾经。

对肝的益处

中医认为，决明子具有清肝明目的功效，能够缓解因肝火上炎或肝经风热导致的目赤肿痛、目暗不明等症状。决明子还能平抑肝阳，对于肝阳上亢所引起的头痛、眩晕等症状有一定的缓解作用。

现代医学研究表明，决明子中的某些成分具有保护肝脏的作用，能够改善肝功能，如降低血清转氨酶等生化指标。其富含的多种抗氧化物质能够清除体内的自由基，减少氧化应激对肝脏的损害，从而保护肝脏细胞免受损伤。决明子中的某些成分还具有降血脂的作用，能够降低血液中的胆固醇和脂肪水平，减小脂肪肝等肝脏疾病发生的风险。

养肝妙方

决明子茶

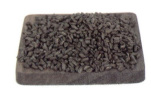

材料：决明子 10 克。

做法：1. 将决明子放入杯中。

2. 用沸水冲泡，盖上杯盖闷泡 10 分钟。

3. 揭开盖，趁热饮用即可。

功效：清肝明目，有助于缓解因肝火旺盛导致的目赤肿痛、视物模糊等症状。

决明子枸杞子茶

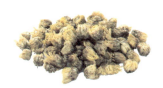

材料：决明子 10 克，枸杞子 10 克。

做法：1. 将决明子、枸杞子一同放入杯中

2. 用沸水冲泡，盖上杯盖闷泡 10 分钟。

3. 揭开盖，趁热饮用即可。

功效：滋补肝肾，益精明目，对于改善视力和调节肝脏功能有显著作用。

决明子菊花茶

材料：决明子 10 克，菊花 5 克。

做法：1. 将决明子、菊花一同放入杯中。

2. 用沸水冲泡，盖上杯盖闷泡 10 分钟。

3. 揭开盖，趁热饮用即可。

功效：清热解毒，缓解因肝火旺盛引起的各种不适症状。

决明子山楂茶

材料：决明子 10 克，山楂干 5 克。

做法：1. 将决明子、山楂干一同放入杯中。

2. 用沸水冲泡，盖上杯盖闷泡 10 分钟。

3. 揭开盖，趁热饮用即可。

功效：滋补肝肾，健胃消食，活血化瘀。

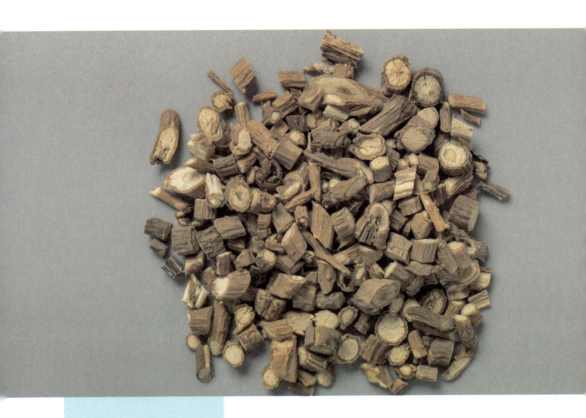

柴胡

性味归经

味辛、苦，性微寒。

归肝、胆、肺经。

对肝的益处

中医认为，柴胡入肝、胆、肺经，具有显著的疏肝解郁作用，能够缓解因肝气郁结所引起的胸胁胀痛、情志抑郁、急躁易怒等症状。

现代医学研究表明，柴胡能降低不同病因和不同肝细胞损害诱发的肝炎发病率，对肝脏具有明显的保护作用。柴胡的抗炎作用有助于缓解肝脏的炎症反应，减轻肝脏的免疫损伤，这对于治疗肝炎、肝硬化等肝脏疾病具有辅助作用。此外，柴胡还具有抗病毒作用，能够抑制病毒的复制和扩散，这对于治疗病毒性肝炎等由病毒引起的肝脏疾病具有重要意义。

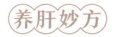

养肝妙方

柴胡粥

材料：柴胡 10 克，粳米 100 克，白糖适量。

做法：1. 把柴胡择净，加适量清水，水煎取汁。

2. 加粳米煮粥，待熟时调入白糖，煮沸即可。

3. 盛入碗中，趁热服用。

功效：疏肝解郁。适用于肝气郁结所致的胸胁胀痛、情志抑郁等症状。

柴胡黄芩茶

材料：柴胡 15 克，黄芩 8 克。

做法：1. 砂锅中注入适量清水，大火烧开。

2. 放入柴胡和黄芩，拌匀，煮沸后转小火煮约 20 分钟。

3. 滤去残渣，趁热饮用即可。

功效：疏肝解郁，调和表里，使肝胆的气机条畅，内蕴的郁热得消。

玫瑰柴胡苹果茶

材料：苹果、冰糖各 25 克，柴胡 7 克，玫瑰花苞 5 克。

做法：1. 洗净食材，苹果去皮去籽切小块。

2. 锅中加适量水烧开，倒入柴胡拌匀，中火煮 15 分钟。

3. 倒入苹果、玫瑰花苞，大火煮 15 分钟，加冰糖拌至溶化。

4. 继续大火焖 5 分钟，盛出食用即可。

功效：疏肝解郁，养血安神。能够调和肝脏气机，缓解因肝气郁结而引起的各种不适症状。

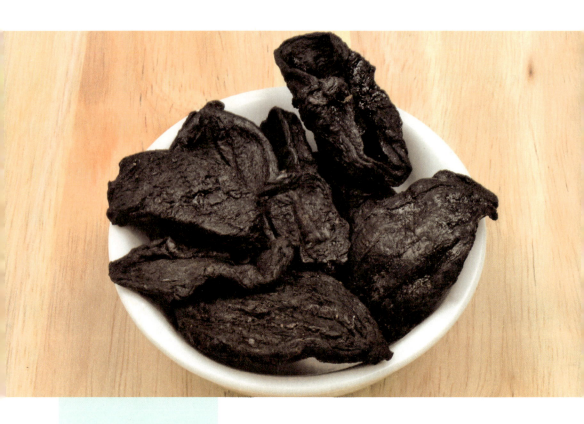

何首乌

性味归经

性微温，味苦、甘、涩。

归肝、肾经。

对肝的益处

中医认为，何首乌具有补肝肾、益精血的功效，能够帮助调理肝肾功能，改善因肝肾亏虚引起的头晕乏力、腰腿酸软、遗精滑精等症状。

现代医学研究发现，何首乌中含有多种活性成分，如二苯乙烯苷、蒽醌类化合物等，这些成分能够促进肝脏的代谢和排毒功能，从而增强肝脏的整体功能。何首乌中的多种抗氧化物质能够清除体内的自由基，减少氧化应激对肝脏细胞的损伤。此外，何首乌中的某些成分还具有调节免疫功能的作用，能够增强肝脏的免疫防御能力。

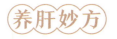 **养肝妙方**

何首乌鲤鱼汤

材料：鲤鱼1条，何首乌10克，胡椒粉、盐各少许，料酒1大勺。

做法：1.碗中放入何首乌，加500毫升水，置于锅中蒸1小时，取汁备用。

2.鲤鱼刮鳞，去除内脏和鳃，切成块。

3.锅中加适量水煮沸，放入鲤鱼块，再次沸腾后，转为小火慢炖约2小时。

4.加入何首乌汤汁继续慢炖，最后加盐、料酒和胡椒粉调味即可。

功效：滋补肝肾，利水下气，调节血脂。

何首乌煮鸡蛋

材料：何首乌100克，鸡蛋2只，葱、生姜、盐、料酒、味精各适量。

做法：1.将何首乌洗净后切块。

2.鸡蛋、何首乌一起放入砂锅中，加水适量，再加入葱、生姜、盐、料酒、味精。

3.用大火煮沸后改用小火熬至蛋熟。

4.将蛋取出，用清水稍泡一下壳，再放入锅中煮约2分钟即可。

功效：补肝补肾，延年益寿，美容驻颜。

灵芝何首乌养肝茶

材料：灵芝4克，何首乌2克，甘草、熟地黄各少许。

做法：1.砂锅适量水烧热，放入灵芝、甘草、熟地黄、何首乌。

2.大火烧开后转小火煮约30分钟，搅拌几下。

3.滤去残渣，盛出饮用即可。

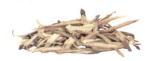

功效：保肝解毒，补肾益精，养血安神。

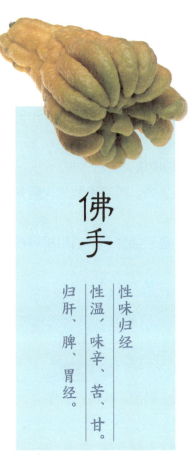

佛手

性味归经

性温，味辛、苦、甘。

归肝、脾、胃经。

对肝的益处

中医认为，佛手具有疏肝解郁的作用，能够调节肝脏功能，缓解因情绪波动、压力过大等导致的肝气郁结。佛手还具有和中止痛的功效，对于因肝气郁结或其他原因引起的胃痛、腹痛、胸痹等症状有一定的缓解作用。

现代医学认为，佛手富含多种抗氧化成分，如维生素 C、多酚等，这些成分能够清除体内的自由基，减少氧化应激对肝脏的损伤，从而保护肝脏健康。相关研究表明，佛手中的某些成分能够调节免疫系统的功能，增强机体的免疫力，有助于肝脏抵抗病毒和细菌的感染，减少肝脏疾病的发生。

养肝妙方

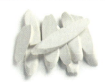

佛手粥

材料：山药 20 克，佛手 6 克，粳米 80 克，冰糖适量。

做法：1. 将山药、佛手用水浸软，捞出，洗净，切碎。

2. 粳米淘洗干净，与山药、佛手一同入锅，加水适量，熬煮成粥。

3. 加冰糖调味，即可食用。

功效：疏肝解郁，理气和中。适用于缓解肝郁气滞所致的消化不良、食欲不振、胃胀、腹泻等症。

佛手生姜茶

材料：佛手 10 克，生姜 5 克，红糖适量。

做法：1. 将佛手、生姜洗净，切片，放入茶杯中。

2. 加适量红糖，冲入沸水，加盖闷 5~10 分钟。

3. 揭开盖，趁热饮用即可。

功效：疏肝理气，健胃止呕，对肝郁气滞所致的恶心、呕吐、腹胀等有一定的缓解作用。

佛手木香粥

材料：佛手、木香各 10 克，粳米 100 克。

做法：1. 将佛手、木香置于砂锅中，加水适量，煎沸 10 分钟。

2. 滤渣取汁，粳米洗净放入锅中，加入药汁和适量清水调匀。

3. 熬煮成粥即成。

功效：和胃健脾，疏肝理气。适用于肝胃气滞所致的胃脘疼痛、胸闷不舒、嗳气腹胀等症。

佛手百合

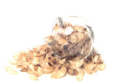

材料：佛手 20 克，百合 30 克。

做法：1. 分别洗净佛手和百合，置于锅中。

2. 加清水 500 毫升，急火煮开 3 分钟，转小火煮 15~20 分钟。

3. 去药渣取汁，每日分 3~4 次饮用。

功效：养阴润肺，疏肝解郁。

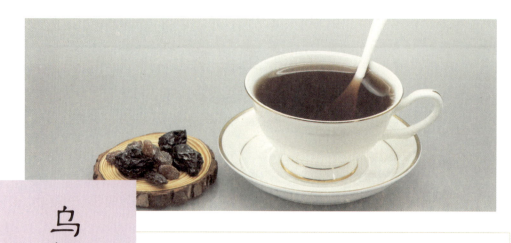

乌梅汤

乌梅作为"肝之果"，其味酸涩，入肝经，能够直接作用于肝脏，增强肝脏的解毒功能。饮酒过量会导致肝脏负担加重，而乌梅汤的解酒、防醉作用尤为明显，它能帮助肝脏加速分解酒精，减轻酒精对肝脏的损害，从而起到保肝护肝的作用。

乌梅汤的制作方法简单：首先挑选 8 颗乌梅，用刀具轻轻切碎，注意保留其核部；随后将切碎的乌梅（含核）一同放入适宜的容器中，加入大约两碗清水，让乌梅在水中充分浸泡约 30 分钟，以便其风味与营养能更好地释放；浸泡完成后，将容器移至炉灶上，先以大火迅速将水煮至沸腾，随后转小火慢炖约 20 分钟，让乌梅的酸甜与香气充分融入汤中；最后通过滤网过滤掉乌梅渣，保留清澈的汤汁，并根据个人口味加入适量的冰糖进行调味。待冰糖完全溶解后，一碗酸甜可口的乌梅汤便制作完成了。

乌梅中含有的多种有机酸，如柠檬酸、苹果酸等，不仅能够促进胆汁分泌，帮助消化脂肪类食物，减轻肝脏代谢脂肪的负担，还能直接改善肝脏的代谢机能，使肝脏更加健康。对于肝病患者而言，适量饮用乌梅汤有助于病情的恢复。

乌梅汤不仅酸甜可口，适合各年龄段人群饮用，更在养肝护肝方面展现出独特的优势，是日常保健及肝病辅助治疗的佳品。但需注意，乌梅有收敛作用，部分人群（如高热、感冒初期、菌痢肠炎患者等）应避免食用，以免加重病情。

越鞠丸

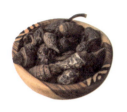

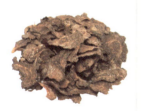

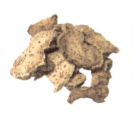

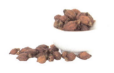

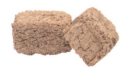

根据六郁学说的理论，气郁被视为诸郁之首，而气郁的核心又常涉及肝气不舒。肝在中医理论中主疏泄，喜条达而恶抑郁，若肝气郁结不畅，不仅会影响自身的疏泄功能，还会波及脾脏，导致脾胃气滞，进而影响整个消化系统的正常运行，甚至引发湿郁、痰郁、食郁等其他郁证。

越鞠丸作为治疗多种郁证的经典方剂，以调理"气"为核心，兼顾"精"（即津液湿邪）与"神"（指血瘀），旨在全面恢复人体的生理平衡与精神状态。越鞠丸由香附、川芎、苍术、栀子和神曲五味药物精妙配伍而成，每味药均各司其职：香附行气解郁，川芎活血行气，苍术燥湿健脾，栀子清热泻火，神曲消食化滞，共同发挥行气解郁、活血化瘀、消食导滞等多重功效。

从养肝的角度来看，越鞠丸通过解除肝气郁结，恢复肝脏的疏泄功能，不仅能够直接改善因肝气不舒所引起的胸膈痞闷、情绪抑郁等症状，还能够通过调理脾胃、清除湿邪、活血化瘀、消食导滞等途径，全面改善因肝气郁结所引发的一系列病理变化，从而起到养肝护肝的作用。

虽然越鞠丸在治疗郁病方面具有显著疗效，但保持良好的心态和生活习惯才是预防和治疗郁病的根本之道。现代人应学会调整自己的情绪，保持心胸开朗、积极乐观的心态，及时发泄心中的郁闷情绪，避免肝气郁结的发生。同时，合理安排工作和合理调整生活节奏，减轻压力，也是预防郁病的重要措施。

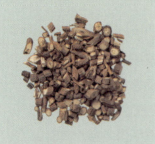

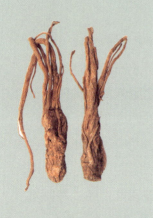

逍遥散

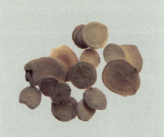

逍遥散作为中医临床上的一种经典方剂，其养肝功效主要体现在其疏肝解郁的作用上。肝在中医理论中主疏泄，具有调畅气机、调节情志、促进消化吸收等功能。当肝气郁结时，会出现情绪不畅、胸闷胁痛、月经不调等症状。逍遥散通过其独特的药物配伍，能够疏肝解郁，使肝气活泼畅通，从而起到养肝护肝的作用。此外，逍遥散还具有健脾养血的功效，能够增强脾胃的运化功能，促进气血的生成，进一步滋养肝脏。

逍遥散由柴胡、当归、白芍、白术、茯苓、甘草、薄荷、煨姜共八味药组成，服用方法常为以水煎服。将逍遥散中的八味药物一起放入煎药锅中，加入适量的水，大火煮沸后转小火煎煮一段时间，滤去药渣后取汁饮用。也可作为散剂冲服，不过在冲服时要确保薄荷和煨姜的用量适中，以免影响整体药效。

在此方剂中，柴胡为君药，具有疏肝解郁、畅达肝气的功效，是方剂中起主要作用的药物。

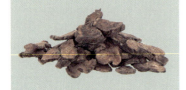

当归和白芍共为臣药，当归能养血活血，白芍则养血柔肝，两者与柴胡同用，可以养血敛阴、柔肝缓急。白术与茯苓为佐药，白术健脾益气，茯苓利水渗湿，两者共同作用可以健脾益气，使脾土健旺以防肝乘。甘草为使药，具有补中而调和诸药的作用，能够使方剂中各药物更好地协同发挥作用。薄荷、煨姜两者也为佐药，薄荷疏散郁遏之气，透达肝经郁热，煨姜则温胃和中、辛香达郁，共同增强方剂的疏肝解郁效果。

　　逍遥散需要在专业中医医师的指导下使用，以确保药物的安全性和有效性。在服用逍遥散期间要保持情绪乐观，避免受生气和恼怒等负面情绪的影响；还要注意饮食调理，忌生冷、油腻、难消化的食物。

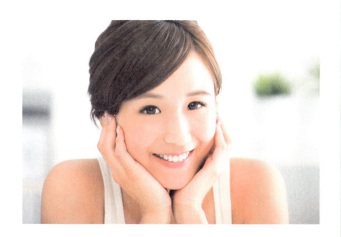

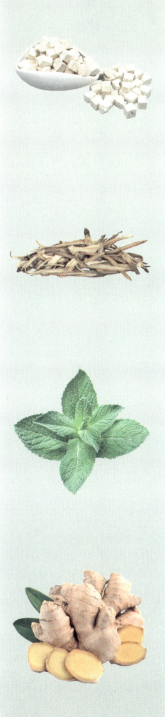

第四章

养脾：运化统血的仓廪之官

　　脾被誉为"后天之本"，不仅是气血生化之源，更是身体运化水谷精微、统摄血液循环的"仓廪之官"。脾脏就像国家中管理粮食储备与分配的重要官员，在人体营养吸收、能量转化及血液管理方面具有不可或缺性。本章将分享日常生活中养脾的方法，希望能对你有所帮助。

扫码查看

- AI司药岐黄先生
- 《黄帝内经》详解
- 中医养生精要
- 药食同源课堂

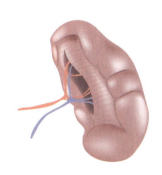

脾为运化统血之官

《素问·灵兰秘典论》记载："脾胃者，仓廪之官，五味出焉。"此言将脾胃比作储藏与管理食物的仓库长官，突显了其在人体中至高无上的地位与无可替代的功能。脾胃不仅负责食物的消化吸收，更是全身的营养供给与气血生成的总调度师，身体所需的一切物质皆由其精心调配。

当脾胃的气机顺畅，运化功能正常时，方能确保五谷之精华转化为气血津液，滋养五脏六腑、四肢百骸乃至每一细微之处。若脾胃气机受阻，运化失常，则全身脏腑如同失去了源头活水，逐渐枯竭，精气神也随之衰败。

脾胃的运化功能体现在两大方面：

一是运化水谷精微，即将食物经过胃的初步消化后，再由脾进一步分解吸收，转化为精微物质，通过经络系统输送至心肺，再由心肺输布全身，满足各组织器官的需求。这一过程若出现问题，便会导致气血不足，出现消瘦、四肢无力、腹胀便溏乃至气血虚弱等症状。

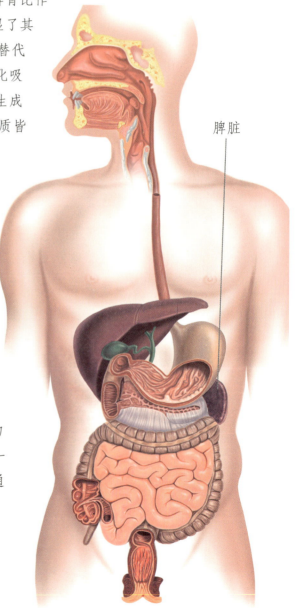

脾脏

二是运化水液，即调节体内水液代谢，协同肺、三焦、膀胱等脏腑，保持水液平衡。若脾气虚弱，水液运化失常，便会引发水湿停滞，出现大便溏薄、身体水肿等症状。同时，脾主升清，意味着它将精微物质上输至心肺及头部，以滋养上部组织器官，并通过心肺的作用生成气血，遍布全身。

因此，脾胃功能的强健与否，直接关系到人体的消化吸收能力与气血生成效率的高低。唯有脾胃健运，方能为精、血、津液的化生提供源源不断的原料，确保全身各组织器官获得充足营养，维持正常的生理活动。若脾胃功能衰退，则整体健康必将受到严重影响。

认识脾在人体的职能

脾开窍于口，嘴唇是脾的"晴雨表"

中医认为，脾与口之间存在着深刻的联系，被形象地描述为"开窍于口""其华在唇"。这一观念认为，口唇如同脾脏的镜子，其色泽、形态的变化能够映射出脾脏的功能状态。

健康的脾脏能确保气血充盈，这种内在的健康状态在外则表现为口唇的红润与光泽。当气血不足时，口唇会失去原有的鲜艳，变得苍白或萎黄，这是脾脏功能减弱的直观信号。因此，通过观察口唇的色泽，我们可以初步判断脾脏乃至全身的气血状况。

从形态学的角度来看，脾与口之间似乎存在着某种天然的契合。脾的形状与口的形状在某种程度上相呼应，特别是上下嘴唇的构造，宛如自然界中水火相济的生动写照，这种构造巧妙地支持了脾"运化水谷"的生理功能。

现代医学与中医在脾脏功能的认识上虽有不同，但亦不乏共通之处。现代医学视脾脏为重要的免疫器官，参与造血和免疫反应；而中医则强调脾为"气血生化之源"，负责消化食物、吸收营养。这种"运化水谷"的功能与口作为消化道入口、初步消化食物的作用相得益彰，共同维持着人体的生命活动。

口腔不仅是饮食进入体内的第一站，也是反映脏腑健康状况的重要窗口。《灵枢·脉度》有云："脾气通于口，脾和则口能知五谷矣。"这意味着脾脏的强健直接关系到饮食口味的正常感知。当脾脏功能失调时，不仅会导致食欲不振，还可能引发口味异常，如口淡、口腻、口甜等。

值得注意的是，口腔不仅与脾脏紧密相连，还与心、胃、肾、肝等脏腑有着千丝万缕的联系。在中医理论中，口腔被视为经脉循行的要冲之地，众多经络汇聚于此，使得口腔的生理病理变化能够反映出多个脏腑的健康状况。

总而言之，脾与口之间的关系远非表面那么简单，它们之间的相互作用、相互影响构成了中医理论中关于人体生理病理的重要篇章。通过观察口唇的色泽、形态及口腔的整体状况，我们可以窥见脾脏乃至全身的健康状态。

{脾是人体内的"血库"}

脾作为体内的"血库"，承担着统摄血液的重要职责。它不仅能够促进血液在经脉中的顺畅流动，还需确保血液不逸出脉外，这一过程离不开脾气的稳固作用。明代名医薛立斋曾精辟论述："心主血，肝藏血，亦能统摄于脾，补脾与胃，血自生矣。"古籍《难经·四十二难》亦指出，脾主裹血、温暖五脏，强调了脾在血液管理上的核心地位。

补脾益胃，是血液自然生化的关键。张景岳在《景岳全书》中阐述："经血为水谷之精气……源源而来，生化于脾。"这意味着，血液的形成依赖于脾对食物中精微营养物质的吸收与转化。脾气强健，则生化之源不竭，血液充盈，各项生理机能得以维持正常运作。

血，作为饮食精微通过脾胃运化、肺与心气化作用后形成的有形之液，其循环不息滋养着全身，是维持生命活动的基础。正如《素问·五藏生成》所云："肝受血而能视，足受血而能步，掌受血而能握……"无一不彰显血液对于各组织器官功能的重要性。

血与气，二者相辅相成，互为依存。气推动血行，血滋养气生，共同维系着生命活动的和谐。脾气升清，有助于气血的顺畅运行与统摄，体现了"气摄血"的深刻内涵。

而脾不统血，则是一种因脾气虚弱导致的慢性出血性病症，表现为便血、月经过多等症状，尤其是女子月经的调控，亦离不开脾气的统摄作用。

脾之生血与统血功能紧密相连。生血为统血之基，只有脾能正常生化血液，才能保证脉中血液充盈不滞，防止血液外溢或瘀滞。而统血功能的正常发挥，也促进了血液的新陈代谢，维护了血液循环的平衡。

此外，肝藏血与脾统血相互依存，共同调节着血液的储存与运行。脾胃健运，血液生化有源，肝得以藏血；肝血充足，又助脾统血之力，二者相辅相成，共同维护着血液的正常循环与生命活动的稳定。

脾胃相依，互为表里

脾胃相依，互为表里，共同维系着人体的健康与平衡。在中医理论中，胃主受纳腐熟水谷，是食物消化的初步场所；而脾则主运化，负责将胃中消化后的精微物质输送至全身，两者相辅相成，缺一不可。这种紧密合作的关系，恰似一对默契十足的伙伴，共同确保着消化系统的顺畅运作。

胃的受纳与脾的运化，实则是通过脾胃升降气机的协调来实现的。脾主升清，将精微物质上输于心肺，以化生气血；胃主降浊，推动食物下行，进入小肠进一步消化吸收。这一升一降之间，不仅促进了食物的消化与吸收，更维持了人体气机的正常运行与脏腑间的和谐平衡。清代名医唐笠山所言"治胃之法，莫精乎升降"，正是强调了调理脾胃升降气机对于治疗脾胃疾病的重要性。

胃

脾

当脾胃任何一方出现问题时，都会波及另一方，进而影响整体健康。例如，脾气不足，运化无力，不仅会导致水谷精微无法有效输送至全身，还会影响胃的受纳与消化功能，出现食欲不振、腹胀便溏等症状。反之，胃病亦能累及脾，如饮食不节导致的胃病，会使胃受纳功能受损，进而影响脾的运化，造成气血生化无源，全身失养。

现代社会中，由于生活节奏加快、工作压力增大及饮食不规律等因素，脾胃疾病频发。《脾胃论》中提到的"形体劳役则脾病，病脾则怠惰嗜卧，四肢不收，大便泄泻"，以及"饮食不节则胃病，胃病则气短，精神少而生大热"，都是对现代人脾胃健康状况的深刻洞察。因此，注重脾胃养生，调理脾胃气机升降，对于预防和治疗脾胃疾病，维护全身健康具有重要意义。

在养生实践中，我们应遵循脾胃相依的原则，既要顾护胃的受纳与降浊功能，又要重视脾的运化与升清作用。通过合理的饮食调养、适度的运动锻炼及良好的生活习惯，促进脾胃功能的协调与平衡，从而确保人体气机的顺畅运行与脏腑的和谐共生。

健脾固本，安养五脏

中医认为，人体是一个精密协调的有机整体。《脾胃论》中深刻指出"百病皆由脾胃衰而生也"，这里所言的"脾"，并非单纯指现代医学中的脾脏器官，而是一种功能性的概念，它主司运化，是身体化生精、气、津、血，滋养全身的"生命引擎"。

脾胃，被誉为"后天之本"，是气血生成的源泉，直接关系到人体的健康与生命的延续。当脾胃气虚，元气不足时，机体的防御力下降，外邪易侵，内则脏腑失养，百病丛生。正如五行学说中土居中央，滋养万物，脾胃亦居人体脏腑之中，四旁兼顾，其重要性不言而喻。

脾胃如同人体内的"粮食仓库"，不仅接纳饮食，更将精微物质输送至全身，为生命活动提供源源不断的动力。因此，脾胃的健运状态，直接影响到人体各脏腑的功能状态。

在中医的五行相生相克理论中，脾胃与其他脏腑的关系错综复杂。例如，脾与心的关系体现在血液的生成与循环上，脾气健旺则心血充盈，反之则心血亏虚；脾与肝则通过血液的濡养与疏泄功能相互依存，脾气虚弱则肝失条达，易怒易躁；肺之气的生成与脾胃的水谷精微转化息息相关，脾胃虚弱则肺气不足；而肾作为先天之本，其精气亦需脾胃化生的水谷精微来滋养，以维持其生理功能。

此外，中医还强调"四季脾旺不受邪"，意指在四季更迭中，保持脾胃功能的强健，可以有效抵御病邪的侵袭。这一理念不仅体现了中医对脾胃重要性的深刻认识，也为我们提供了预防疾病、养生保健的重要思路。

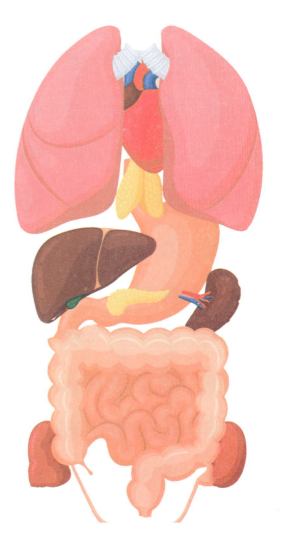

在临床实践中，西医难以解决的许多疑难重症，通过调理脾胃往往能取得显著疗效。这不仅缓解了患者的症状，提高了生命质量，还延长了患者的生存期。因此，中医提倡"不治已病治未病"，通过调理脾胃来增强机体的自我修复能力和抵抗力，从而实现健康长寿的目标。

健脾固本、安养五脏是中医养生与治疗的重要原则。只有充分认识到脾胃在人体健康中的核心地位，并采取有效的措施加以调养和保护，才能真正地享受健康、幸福的生活。

脾主长夏,长夏重在养脾

长夏养脾,需防湿邪

《素问·六节藏象论》注解中提及,加入长夏,使得一年分为五时,与五行理论相呼应。长夏通常对应农历六月,即阳历的 7 月 7 日至 8 月 6 日之间,涵盖立秋、处暑、白露等节气。这一时期,正值伏天,天气炎热潮湿,人体易受影响,各器官机能也显得尤为脆弱。

长夏的气候特征显著,主要表现为闷热与潮湿。连绵的阴雨使空气湿度大增,衣物和食物容易受潮发霉,人体亦感不适。根据五行理论,长夏属土,与脾相应,而湿邪则是长夏的主气。土虽能生养万物,需水湿滋养,但过湿则易成涝,对人体而言,便是湿邪困脾。

脾作为后天之本,主运化水湿,调节体内水液平衡。然而脾的习性喜燥恶湿,长夏的潮湿环境极易导致脾虚湿困,进而影响脾胃的消化吸收功能。湿邪困阻脾胃,不仅会出现脘腹胀满、食欲不振、口淡无味、胸闷欲呕、大便稀溏等症状,还可能影响全身的营养吸收与代谢,导致一系列健康问题。

因此,长夏时节需特别重视脾胃的养护。可多选择具有芳香开胃、健脾化湿功效的食物,如冬瓜、绿豆芽、小白菜、苦瓜等清热食品,以及薏苡仁、芡实、赤小豆等利湿佳品。

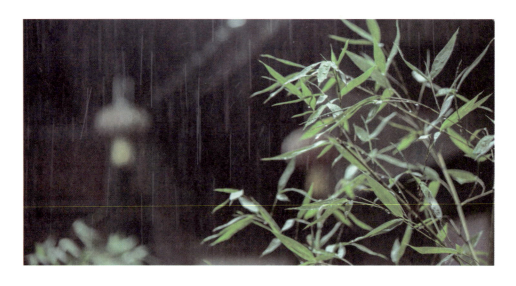

夏日养脾妙法，让"苦夏"变惬意

炎炎长夏，我国大部分地区都沉浸在持续的酷热与丰沛的雨水之中，这样的气候极易导致暑湿过重，影响脾胃功能，让人食欲不振、精神困倦。中医强调，此时人体消耗大，需强化脾的运化能力，以充分吸收食物中的养分。接下来我们分享三个极为有效的"养脾三法"，助您夏日健脾益气：

1. 醒脾法

利用生蒜泥 10 克，佐以少量糖、醋拌食，不仅醒脾健胃，还能预防肠道疾病。另外，山楂条 20 克与生姜丝 50 克，同样以糖、醋调味，也是开胃健脾的佳选。

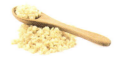 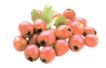

2. 健脾法

各式药粥是健脾祛湿的良方。如莲子、白扁豆、薏苡仁共煮，或银耳、百合、糯米同熬，再或山药、土茯苓搭配炒焦粳米煮粥，皆能健脾益胃。

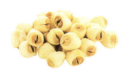 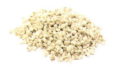

3. 暖脾法

针对因食生冷过多导致的脾胃寒积，可用厚纱布袋包裹炒热的食盐 100 克，热敷于脐上三横指处，以温中散寒、缓解疼痛。

{藿香正气水：长夏养脾防暑湿良方}

藿香正气水是夏季许多家庭药箱中的常备品，尤其对于那些需要在高温环境下工作或频繁外出的人来说，更是不可或缺的小帮手。长夏之际，携带一瓶藿香正气水，能有效应对因高温、湿热环境引发的各种不适。

藿香正气水的神奇之处在于其精心配伍的多种中草药，包括藿香、茯苓、大腹皮、紫苏、白芷等，它们共同发挥着化湿和中、健脾开胃、发散风寒的功效。藿香作为核心成分，以其独特的芳香之气，能够醒脾健胃，缓解湿浊中阻所致的呕吐症状。紫苏叶与白芷则进一步强化了药物的芳香特性，有助于祛除体表湿气。而半夏、白术、厚朴、陈皮等则深入内里，清除体内湿气，促进水液代谢。大腹皮与茯苓的协同作用，则让湿气有了排出的通道，无论是通过大便还是小便，都能有效排出体外。

藿香正气制剂形式多样，有水剂、丸剂和软胶囊等，广泛应用于外感暑湿引起的各种症状，如发热、腹胀、呕吐、腹泻等。它不仅能和胃止呕，缓解湿浊过盛带来的恶心呕吐症状，还能芳香化浊，改善食欲不振、舌苔厚腻、腹泻等脾胃状况。在临床上，藿香正气水因其解表化湿、理气和中的特性，常被用于治疗因外感风寒、内伤湿滞所致的霍乱吐泻、发热恶寒、头痛身重等症状。

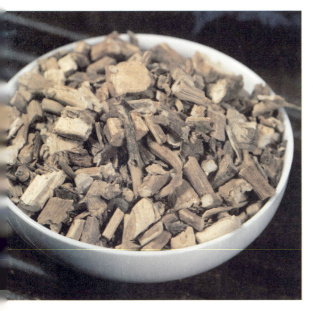

然而服用藿香正气类药物时也需注意一些事项。首先，应避免与甜食同服，因为甜食可能加重体内湿气，影响药物的解湿效果。其次，可搭配一些消暑利湿的食物，如绿豆、赤小豆、薏苡仁、冬瓜等，以促进湿热排出。此外，藿香正气水中含有一定量的酒精，服用后可能影响驾驶安全，建议服药后至少半小时再驾车，并多张口呼吸以加速酒精挥发。对于酒精过敏者，应谨慎使用或选择无酒精的制剂，如片剂、胶囊等。

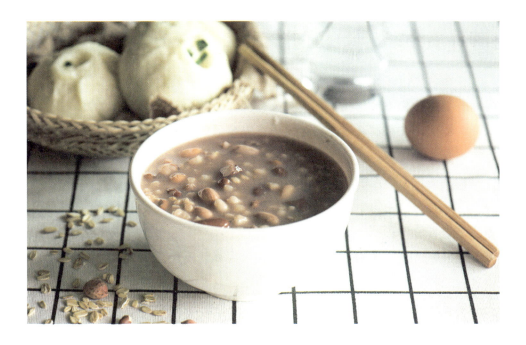

{长夏养脾吃淡味食物}

中医认为，湿是阴邪，容易侵袭人体并损伤阳气，特别是长夏时节，湿邪最为旺盛。这个时期，食用清淡、易于消化的淡味食物，可以减轻脾胃负担，帮助脾恢复正常的运化功能，从而抵御湿邪的侵袭。

淡味食物具有利水渗湿的作用，能够促进体内湿气的排出。在夏季，人体新陈代谢旺盛，出汗增多，加之环境湿度大，容易导致体内湿气积聚。因此，多食用清淡的食物，如蔬菜、水果、粥类等，有助于促进体内湿气的排出，保持身体的平衡状态。

现代生活中，人们往往偏好甜食和油腻食物，这些食物容易导致营养过剩和湿气内生。而在长夏季节，由于气候湿热，人体本身就容易产生湿气，如果此时再大量摄入肥甘厚味的食物，无疑会加重体内湿气的积聚，对身体健康造成不利影响。因此，通过淡补的方式，减少油腻食物的摄入，增加清淡食物的比重，有助于平衡营养，保持身体健康。

除了淡味食物，长夏也可适当食用一些苦味食物，如苦瓜、苦菊等，可以帮助身体发散阳气，促进体内湿气的蒸发。苦味食物还具有清热解毒、燥湿除烦的功效，对于改善夏季湿热环境对人体的影响具有一定的帮助。

脾胃不分家，长夏宜养胃

中医认为，脾胃为不可分割的整体。进入长夏时节，在注重防湿健脾的同时，养胃同样不可忽视。夏日炎炎，人体为散热而扩张皮肤血管，使体表血流量增加，胃部血流减少，胃的抵抗力也因此减弱，夏季胃病频发便不足为奇。

夏日里，不少人常感口中乏味，食欲大减，或是挑食偏食，甚至干脆不食。然而这些做法均非明智之举，长此以往，势必对胃造成不良影响。以下是夏季养胃的方法：

①规律饮食。无论天气多么炎热，食欲如何不佳，一日三餐必须按时按量进行。特别是早餐，切莫因贪睡而省略，以免胃酸无食物中和而损伤胃黏膜。中餐与晚餐同样不可忽视，即便胃口不佳，也应适量进食，以维持胃部的正常运作。

②精心挑选食物。夏日里，烧烤、冷饮等虽诱人，但往往卫生难以保障或过于寒凉，易伤脾胃。尤其是老人与儿童，其消化系统更为脆弱，更需谨慎选择。同时，水果虽好，也不宜过量食用，以免增加胃的负担，诱发胃肠疾病。

③饮食清淡定量。夏季饮食应以温和、柔软、清淡、素食及新鲜为原则，既要定时又要定量，提倡少食多餐，细嚼慢咽。避免过冷、过热、过硬、过辣、过黏的食物，以及长时间冷藏的食物，更要远离暴饮暴食与烟酒之害。

④保持心情愉悦与劳逸结合。夏季炎热易使人情绪波动，影响食欲与消化，因此需学会调控情绪，保持平和心态，并通过适度运动促进身心健康。同时，注意饭前不宜饮用冷饮，以免收缩胃内血管，影响消化液分泌。腹胀者应避免糖水，因为分解产生的气体会加重症状。

{胃、十二指肠溃疡的蜂蜜疗法}

胃、十二指肠溃疡作为常见的慢性胃部疾病，其病程可能伴随慢性胃炎逐步发展至胃癌的复杂演变过程。中医认为，此过程涉及从气化功能失常向实质性损伤的转化，具体表现为三焦（上、中、下脘）功能失调，影响胃的受纳、腐熟与通降功能，常见症状包括嗳气反酸、胃部胀满、食欲不振，以及舌红苔腻等。

在治疗胃、十二指肠溃疡时，除注意生活饮食的规律和心理压力的调节外，蜂蜜疗法作为一种传统而有效的手段备受推崇。蜂蜜在《本草纲目》中被记载为能清热、补中、解毒、止痛，现代医学亦证实其味甘能缓急止痛，性平味甘能补益脾胃之气，有助于溃疡的愈合与减少复发。蜂蜜还能促进食物的消化和同化，减轻胃肠负担。

蜂蜜疗法不仅单独使用有效，还可以与其他药物结合使用以增强疗效。例如丹参、木香、炙甘草或生甘草、陈皮等煎汁冲蜂蜜服用，能有效治疗胃、十二指肠溃疡及胃痛症。口腔溃疡患者直接涂抹蜂蜜亦有良效，每日数次，可加速溃疡面愈合。

此外，《本草纲目》还推荐了一种食疗方——马铃薯蜂蜜膏。具体步骤如下：准备新鲜马铃薯1000克及适量的蜂蜜；将马铃薯仔细清洗干净后，利用绞肉机捣碎成泥状，随后用干净的纱布包裹住捣碎的马铃薯，挤出其中的汁液；将马铃薯汁倒入锅中，先用大火迅速煮沸，然后转小火慢慢煎熬，直至汁液变得浓稠；此时再加入两倍于马铃薯汁的蜂蜜，充分搅拌均匀后，继续以小火熬制成膏状。待冷却后，即可密封保存备用。建议空腹状态下食用，每日2次，每次取用一汤匙的量，连续服用20天为一个疗程，其间应戒烟酒，少吃辛辣食物。

吃对食物能养脾

黄色食物养脾

在中医理论中，黄色食物与五行中的"土"相对应，而脾在五行中也属"土"，黄色食物因此被视为滋养脾脏、促进身体健康的天然佳品。这类食物不仅能够增强脾脏之气，还能有效促进和调节人体的新陈代谢，使脾脏发挥其主运化、主升清、脾统血的重要功能。地瓜、黄豆等典型的黄色食物，通过滋养脾脏，有力地维护了脾胃的健康，确保脾脏将摄入的食物转化为精细的营养物质，并将这些宝贵的营养输送到全身各个部位，同时顺畅地代谢掉身体的废弃物，维持机体的清洁与活力。

黄色食物的范畴广泛，涵盖了从橙色到黄色的多种食材，如金黄的玉米、饱满的黄豆，以及水果中鲜艳的橘子和橙子等。这些食物之所以对人体大有裨益，很大程度上得益于它们富含的胡萝卜素。作为一种强大的抗氧化物质胡萝卜素，在人体内发挥着清除氧自由基和有毒物质的重要作用，进而增强机体的免疫力，有效抵御辐射伤害，延缓细胞老化过程，是维护人体健康不可或缺的重要营养素。

在长夏及每个季节的最后18天，人体易受到湿热等外邪的侵袭，而黄色食物则具有补益安中、理气通窍的功效，多吃黄色食物能够帮助人体抵御外邪，保持脾胃功能的稳定。

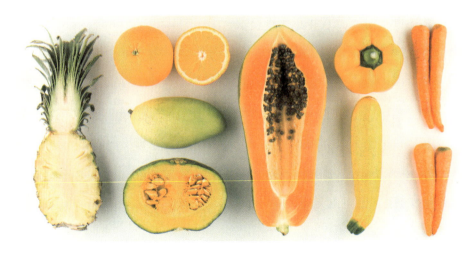

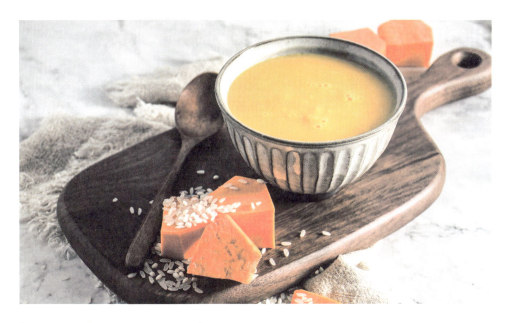

甘入脾，滋补脾胃

在中医五行学说中，甘味与土相对应，而脾则属于土脏，这种对应关系说明甘味食物对脾有直接的滋养作用。

甘味食物性质温和，能够补益脾胃之气，促进脾胃功能的正常运作。如《素问·至真要大论》所言："夫五味入胃，各归所喜。故酸先入肝，苦先入心，甘先入脾，辛先入肺，咸先入肾。"这说明了甘味食物与脾的密切联系。

甘味食物如大枣、南瓜等，含有丰富的营养成分，能够补充人体所需的气血，增强体质。糖类等甘味食物是人体能量的重要来源，能够迅速补充身体所需的热能，有助于缓解身体疲劳，改善精神状态。甘味食物还能够调和脾胃的功能，促进消化吸收，改善脾胃不和的症状。部分甘味药物如甘草等，具有缓急止痛的作用，能够缓解因脾胃不和引起的疼痛。

现代医学认为，甘味食物如米面杂粮、南瓜、大枣等，富含糖类、蛋白质、维生素、矿物质等多种营养成分，这些成分对脾胃功能的维护和提升具有重要作用。在日常生活中，适量摄入甘味食物对于维护脾胃健康、增强体质具有重要意义。但需要注意的是，过量摄入甘味食物也可能导致肥胖、糖尿病等问题，因此应保持均衡饮食，适量为宜。

常见的补脾佳品

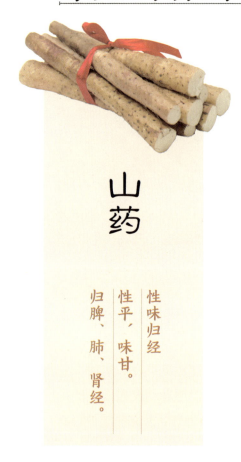

山药

性味归经
性平，味甘。
归脾、肺、肾经。

对脾的益处

山药能够补气养阴、补脾肺肾，尤其擅长滋养脾阴，对脾气亏或胃阴虚的患者均有良好效果。

现代医学认为，山药中含有丰富的膳食纤维和黏蛋白物质，这些成分对脾胃健康具有积极作用。膳食纤维能够促进肠胃蠕动，有助于食物的消化吸收；而黏蛋白物质则能够保护胃黏膜，减少胃酸对胃壁的刺激。而且山药中含有的淀粉酶和多酚氧化酶等酶类物质有助于促进食物的消化和吸收，适当食用山药有助于改善脾胃功能。

养脾妙方

山药粥

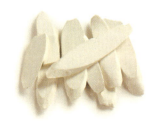

材料：山药 50 克，粳米适量。

做法：1. 将山药洗净去皮，切成小块或捣碎。

2. 山药与粳米一同放入锅中，加适量清水煮粥。

3. 煮至粥稠米烂，即可盛出食用。

功效：健脾养胃，益气养阴。适合脾胃虚弱、食欲不振、消化不良的人群食用。

山药炖排骨

材料：山药 100 克，排骨、盐各适量。

做法：1. 排骨洗净焯水去腥，山药去皮切块备用。

2. 将所有食材放入锅中，加适量清水炖煮。

3. 待炖至排骨熟烂、山药软糯时，加盐调味即可。

功效：健脾养胃，补肾益精。

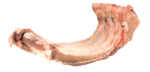

山药大枣汤

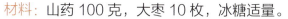

材料：山药 100 克，大枣 10 枚，冰糖适量。

做法：1. 山药洗净去皮切块，大枣去核洗净备用。

2. 将山药、大枣一同放入锅中，加适量清水煮汤。

3. 待山药熟烂、大枣软糯时，加冰糖调味即可。

功效：健脾养胃，补血安神。

山药鲫鱼汤

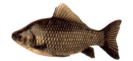

材料：山药 100 克，鲫鱼 1 条，生姜、葱、盐各适量。

做法：1. 鲫鱼去鳞、去内脏洗净，山药去皮切块。

2. 将鲫鱼煎至两面金黄，加入适量清水、生姜、葱，煮汤。

3. 煮至汤色奶白时，加入山药块继续煮至熟烂，加盐调味即可。

功效：健脾养胃，利水消肿。

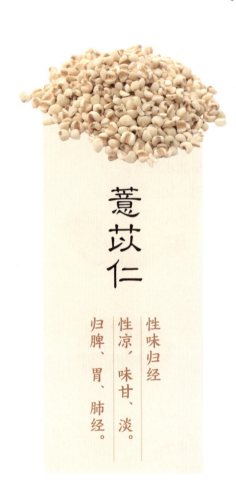

薏苡仁

性味归经

性凉，味甘、淡。

归脾、胃、肺经。

对脾的益处

薏苡仁具有渗除脾湿、补脾止泻的功效，是治疗脾虚泄泻的常用药材，特别适用于脾虚湿盛所致的水肿、泄泻等症状。在中医临床中，薏苡仁常与茯苓、白术等药材配伍使用，以增强健脾止泻的功效。

现代医学研究表明，薏苡仁中含有丰富的膳食纤维，这种物质有助于促进肠道蠕动，改善消化功能，帮助脾胃更好地消化吸收食物。但是薏苡仁性凉，不宜长期大量食用，以免损伤脾胃阳气。

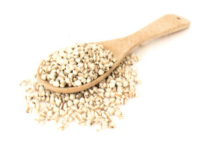

养脾妙方

薏苡仁八宝粥

材料： 薏苡仁 10 克，大枣 5 枚，白扁豆 10 克，莲子肉 10 克，核桃仁 10 克，桂圆肉 10 克，糯米 100 克，红糖适量。

做法： 1. 洗净食材，将上述材料放入砂锅中。

2. 加适量清水熬粥，调入红糖即成。

功效： 具有健脾开胃、益气养血的功效，适合脾虚体质或脾胃虚弱、食纳不香、心烦失眠的人群食用。

薏苡仁粥

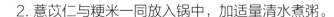

材料：薏苡仁 15 克，粳米 50 克。

做法：1. 将薏苡仁、粳米清洗干净。

2. 薏苡仁与粳米一同放入锅中，加适量清水煮粥。

3. 煮至粥稠米烂，即可盛出食用。

功效：具有健脾祛湿的功效，适用于脾虚腹泻、脾虚水肿、关节疼痛等症状。

薏苡仁冬瓜猪肉汤

材料：薏苡仁、白扁豆各 10 克，陈皮 5 克，冬瓜 500 克，猪肉 400 克，生姜、盐各适量。

做法：1. 洗净食材，猪肉切块、焯去血水，冬瓜去皮切块，生姜切片。

2. 将上述材料一同放入砂锅，加适量清水，大火煮沸后转小火熬煮 1.5 小时。

3. 待食材煮至熟烂，加盐调味即可。

功效：具有健脾祛湿的功效。

薏苡仁赤小豆鲫鱼汤

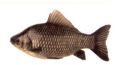

材料：薏苡仁、赤小豆各 30 克，陈皮 5 克，生姜 3 片，油、料酒各适量，鲫鱼 1 条。

做法：1. 洗净食材，鲫鱼入油锅煎熟备用。

2. 将上述食材放入砂锅中，加适量水，大火煮沸后转小火熬煮 1~1.5 小时。

3. 加入料酒，煮沸片刻后即可食用。

功效：具有健脾、祛湿、消肿的功效，适合脾虚水肿、脚气浮肿的人群食用。

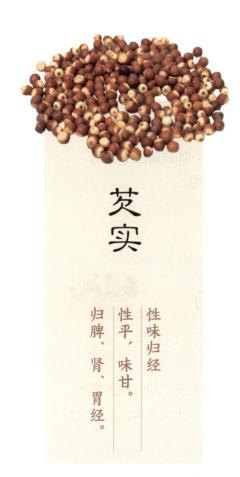

芡实

性味归经

性平，味甘。

归脾、肾、胃经。

对脾的益处

中医认为，芡实具有健脾的功效，可以增强脾胃功能，改善因脾胃虚弱引起的食欲不振、消化不良等症状，对于脾虚泄泻、大便溏薄的患者，能够起到止泻的作用。芡实还能去除体内湿气，通过除湿作用，帮助改善因湿气过重引起的脾虚症状。

现代医学研究表明，芡实中的某些成分能够刺激胃肠道的蠕动和消化液的分泌，从而促进食物的消化和吸收，改善脾虚引起的消化不良症状。

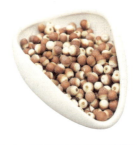

养脾妙方

芡实白扁豆山药粥

材料： 芡实、白扁豆、山药各 15 克，粳米 150 克，红糖适量。

做法： 1. 芡实、白扁豆洗净，放入水中浸泡 2 小时，山药去皮切片。

2. 锅中加适量水，放入芡实、白扁豆、山药、粳米共同煮成粥。

3. 煮至粥稠米烂，加入红糖调味即可。

功效： 健脾益气，补虚健体。适合体弱老年人、先天不足小儿食用，也适用于胃肠道手术者恢复期的食疗调养。

芡实粳米粥

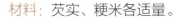

材料：芡实、粳米各适量。

做法：1. 将芡实、粳米清洗干净。

2. 芡实与粳米一同放入锅中，加适量清水煮粥。

3. 煮至粥稠米烂，即可盛出食用。

功效：补脾益气，固肾涩精。适合脾胃功能不好、肾气不足的人群食用。

芡实核桃糊

材料：芡实粉、山药粉各 30 克，核桃仁 20 克，大枣 3 枚。

做法：1. 将核桃肉打碎，大枣去核备用。

2. 芡实粉、山药粉加水适量，打糊，置于火上边煮边搅拌。

3. 再入核桃肉、大枣，煮熟成糊状，调味即可食用。

功效：滋补脾肾，固涩精气，强身健体。适合体弱小儿及体虚老人食用。

芡实莲子薏苡仁汤

材料：排骨 500 克，莲子 20 克，芡实、薏苡仁各 30 克，陈皮 5 克，姜 1 块，盐适量。

做法：1. 洗净食材，排骨剁小块后焯水备用。

2. 将所有食材放入砂锅，加适量水，大火煮开转小火炖 2 小时。

3. 炖至食材熟烂后，加适量盐调味即可。

功效：健脾益肾，醒脾行气开胃。

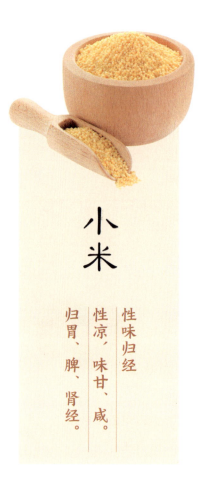

小米

性味归经

性凉，味甘、咸。

归胃、脾、肾经。

对脾的益处

中医认为，小米具有补益脾胃的功效，特别适合脾胃虚弱、运化无力所致的腹胀、腹泻等症状的人群食用。

现代医学研究表明，小米中的蛋白质是构成脾组织的重要成分，脂肪则有助于保护胃黏膜，减少胃酸对胃黏膜的损伤。小米中的矿物质如钙、磷、铁等，以及维生素 B_1、维生素 B_2 等，对改善脾胃的营养状态和提高脾胃的机能也有积极作用。而且小米属于粗粮，富含膳食纤维，有助于促进肠道蠕动，改善消化功能。

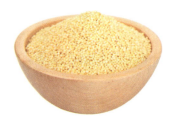

养脾妙方

小米山药粥

材料： 小米 100 克，山药 120 克。

做法： 1. 洗净食材，山药去皮，切成小块。

2. 山药与小米一同放入锅中，加适量清水煮粥。

3. 煮至粥稠米烂，即可盛出食用。

功效： 调理脾胃，改善脾虚导致的恶心、呕吐、食欲不振、消化不良等症状。

小米薏苡仁粥

材料：小米 200 克，薏苡仁 50 克。

做法：1. 洗净食材，薏苡仁放入水中浸泡一段时间。

2. 将薏苡仁与小米一同放入锅中，加适量清水煮粥。

3. 煮至粥稠米烂，即可盛出食用。

功效：利水渗湿，健脾止泻，能够缓解消化不良、胃胀、胃痛、腹泻等症状。

小米大枣粥

材料：小米 100 克，大枣 30 克。

做法：1. 洗净食材，大枣洗净去核备用。

2. 将大枣与小米一同放入锅中，加适量清水煮粥。

3. 煮至粥稠米烂，即可盛出食用。

功效：健脾和胃，补益气血，能够缓解胃虚食少、脾弱便溏、乏力等症状。

小米南瓜粥

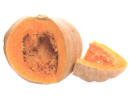

材料：小米 100 克，南瓜 200 克。

做法：1. 洗净食材，南瓜去皮切块备用。

2. 将南瓜与小米一同放入锅中，加适量清水煮粥。

3. 煮至粥稠米烂，即可盛出食用。

功效：健脾和胃，清热解毒，能够改善脾胃虚弱、消化不良等症状。

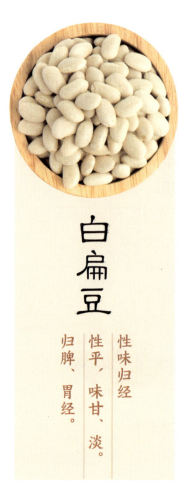

白扁豆

性味归经

性平，味甘、淡。

归脾、胃经。

对脾的益处

中医认为，白扁豆具有健脾化湿的功效，能改善湿气过重的症状，如食少便溏、湿浊下注、女性带下过多等。白扁豆还能健脾和中，祛除体内的暑湿邪气，可用于治疗夏伤暑湿、脾胃不和引起的呕吐、泄泻等症。

现代医学研究表明，白扁豆中含有丰富的蛋白质、维生素及多种矿物质，适量食用可以补充体内所需要的多种营养物质，对脾的健康有益。白扁豆还含有大量的膳食纤维，可以促进肠壁蠕动，使大便尽快排出体外，有助于预防便秘，从而减轻脾的负担。

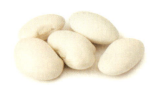

养脾妙方

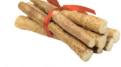

白扁豆山药粥

材料： 带壳白扁豆、山药各 30 克，粳米 100 克，大枣 3 枚。

做法： 1. 洗净食材，山药去皮切丁，白扁豆加水浸泡 4 小时以上。

2. 白扁豆加水大火烧开，再转小火煮 30 分钟。

3. 再加入山药丁、粳米和大枣，大火煮沸后转小火，直至粥熟。

功效： 补益脾胃，和中止泻。适用于脾胃虚弱、慢性腹泻、胃口不开的人群。

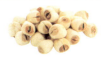

白扁豆杂粮粥

材料: 白扁豆200克,山药、莲子、薏苡仁、赤小豆、粳米各适量。

做法: 1.洗净食材,山药去皮切小段,提前将白扁豆和其他杂粮泡发开。

2.先将耐煮的白扁豆、薏苡仁、赤小豆、莲子温水入锅,小火熬煮。

3.待豆米开花再入粳米慢熬,汤汁稍浓时加入山药段,煮至浓稠时熄火。

功效: 益气宽中,健脾祛湿,对脾虚兼湿、食少便溏之人大有裨益。

白扁豆陈皮瘦肉汤

材料: 白扁豆100克,陈皮1/4个,猪瘦肉400克,生姜、盐各适量。

做法: 1.洗净食材,分别将瘦肉、生姜切片备用。

2.将所有食材一同放进煲内,加适量清水,大火煲沸后转小火煲1小时。

3.待食材熟透后,加盐调味即可。

功效: 清热祛湿,解脾虚湿困。适用于湿气重、脾虚的人群。

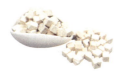

白扁豆养生茶饮

材料: 白扁豆、茯苓、炒薏苡仁各20克。

做法: 1.将白扁豆、茯苓、炒薏苡仁放入砂锅。

2.加适量水煎煮作为茶饮饮服,早晚各服1次。

功效: 益气健脾,利湿止泻。适用于气虚体弱、脾胃不足、食欲不振、大便稀薄等症状的人群。

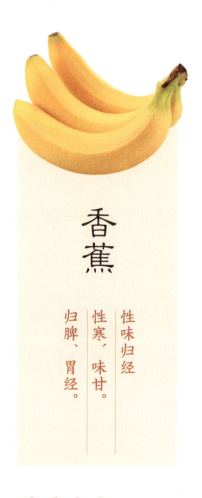

香蕉

性味归经

性寒，味甘。

归脾、胃经。

对脾的益处

中医认为，香蕉具有清热解毒、润肠通便的功效，有助于改善因脾胃湿热导致的便秘、口干等症状。适量食用香蕉可以滋养脾胃，改善脾胃功能。

现代医学研究发现，香蕉中含有丰富的 5- 羟色胺等化学物质，这些物质有助于保护胃黏膜，促进胃黏膜细胞的生长和繁殖，对预防胃溃疡、胃炎等胃部疾病具有积极作用。香蕉中的膳食纤维素可以增加肠道内的水分，促进肠道蠕动，从而改善便秘症状。

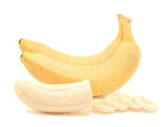

养脾妙方

香蕉粥

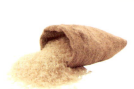

材料：香蕉 250 克，冰糖、粳米各 100 克。

做法：1. 香蕉去皮，切成块状。

2. 粳米淘洗干净，用清水浸泡 60 分钟后捞出沥干。

3. 锅内倒入适量清水，加入粳米，大火煮沸。

4. 加入香蕉块和冰糖，改用小火煮 30 分钟即成。

功效：养胃止渴，润肠通便，润肺止咳。适合津伤烦渴、肠燥便秘、痔疮出血、咳嗽日久及习惯性便秘等症状的人群食用。

香蕉橘子汁

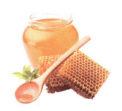

材料：香蕉、橘子、蜂蜜各适量。

做法：1. 香蕉去皮切片，橘子去皮去籽。

2. 将香蕉和橘子放入榨汁机中榨汁。

3. 榨好后加入蜂蜜调味即可。

功效：通便润肠，化痰止咳，改善消化功能，养护脾胃。

奶香香蕉饼

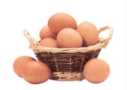

材料：香蕉2根，牛奶1袋，鸡蛋2个，芝麻少许，面粉、油各适量。

做法：1. 香蕉去皮捣成泥。

2. 依次加入面粉、牛奶和鸡蛋，调匀成糊。

3. 平底锅烧热刷油，舀勺香蕉糊摊在平底锅上，摊成圆饼。

4. 均匀撒芝麻，翻面煎好即可。

功效：促进消化，缓和胃酸刺激，保护胃黏膜。

桂花冰糖炖香蕉

材料：香蕉1根，干桂花适量，冰糖5克，枸杞子10克。

做法：1. 香蕉去皮切片，装盘。

2. 枸杞子洗净，用清水浸泡待用。

3. 冰糖切碎撒在香蕉上，再撒入枸杞子和干桂花。

4. 锅中烧水，水开后放入香蕉，隔水蒸8分钟即可。

功效：清肺健脾，开胃醒酒。

养胃的中药

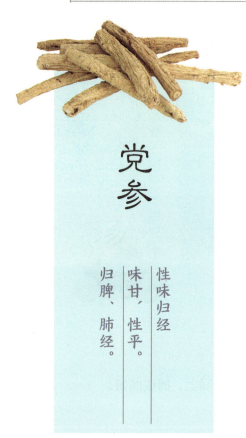

党参

性味归经

味甘，性平。

归脾、肺经。

对脾的益处

党参具有补中益气的作用，能够增强脾胃的功能，提升脾胃的运化能力，从而改善因脾胃虚弱引起的乏力、气短、心悸等症状。党参还具有养血安神的作用，能够改善因气血不足引起的失眠多梦、心悸健忘等症状。

现代药理研究表明，党参能够增强胃肠道的蠕动和消化吸收功能，从而改善消化不良、食欲不振等症状。党参还能够增强机体的免疫功能，提高脾脏等免疫器官的功能。

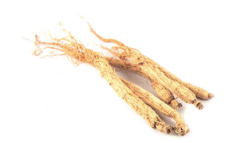

养脾妙方

党参瘦肉汤

材料： 党参、当归各 25 克，陈皮少许，大枣 4 枚，瘦肉 250 克，盐适量。

做法： 1. 洗净食材，党参切段，当归切片，瘦肉切片，大枣去核。

2. 瓦煲内加适量水，先用大火煲至水滚，然后加入以上全部材料。

3. 转小火煲 3 小时至食材熟透，加入盐调味即可。

功效： 补中益气，养血生津，有助于改善脾胃虚弱引起的症状。

党参麦冬五味子饮

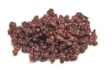

材料：党参 20 克，麦冬 15 克，五味子 8 克，瘦肉、盐各适量。

做法：1. 洗净食材，瘦肉切大块汆水捞出。

2. 炖盅倒入沸水，放入所有食材，隔水炖 1.5 小时。

3. 待食材熟透后，加盐调味即可。

功效：明目清热，益气生津，健脾开胃。适合津液不足、脾胃虚弱的人群。

党参小米粥

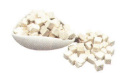

材料：党参 10 克，枸杞子、茯苓各 5 克，小米 50 克。

做法：1. 锅中放入枸杞子、党参和茯苓，加水浸泡 10 分钟。

2. 开中火熬煮，煮至锅中飘出中药味，水变成淡黄色。

3. 下入小米，朝一个方向搅拌几次，熬煮 20~30 分钟。

4. 煮至汤汁浓稠，小米开花即可。

功效：健脾和胃，滋阴养血，有助于提升脾胃功能。

党参黄芪鸡汤

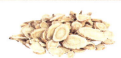

材料：老母鸡半只，党参、黄芪各 30 克，大枣 25 克，桂圆肉 15 克，姜片、盐各少许。

做法：1. 洗净食材，鸡肉剁成块。

2. 将所有食材放入电压力锅，加入 1.5 升水，选择"煲汤"键即可。

3. 待食材煲至熟透后，加盐调味即可。

功效：补气益血，健脾养胃。适合气虚、脾胃虚弱的人群。

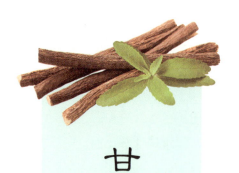

甘草

性味归经

性平，味甘。

归脾、胃、肺经。

对脾的益处

甘草具有补脾益气的功效，对脾胃虚弱、倦怠乏力、心悸气短等症状有显著的改善作用。它能够通过增强脾胃功能，提高食欲，促进食物的消化和吸收，从而增强人体的营养吸收能力。

现代医学研究表明，甘草能够刺激机体产生抗体，提高机体的免疫力，从而增强脾胃对外界病原体的抵抗力。甘草中的甘草酸和甘草素等成分具有显著的抗炎、抗菌作用，这些成分能够抑制炎症因子的产生，减轻炎症反应，保护胃肠道黏膜免受炎症损伤。此外，甘草还能够刺激胃液分泌，改善消化不良、食欲不振等症状。

养脾妙方

甘草蜜枣茶

材料：蜜枣 8 枚，甘草 6 克。

做法：1. 砂锅放入蜜枣、甘草，加 300 毫升水，煎水取汁。

2. 滤去残渣，趁热饮用即可。

功效：补中益气，润肺止咳。适用于慢性支气管炎咳嗽、咽干喉痛及肺结核咳嗽等症状。

甘草莲子汤

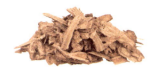

材料：甘草 10 克，莲子、大枣各 100 克，木香 3 克，猪脊骨、盐各适量。

做法：1. 将木香、甘草用纱布包起来，莲子、大枣去核，猪脊骨洗净后剁碎。

2. 所有食材一起放入锅中，加水用小火炖 4~5 小时。

3. 待食材熟透后，加盐调味即可。

功效：清热解毒，止咳化痰，滋阴健脾，缓解脾胃虚弱引起的咳嗽、痰多等症状。

甘草羊肉汤

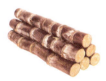

材料：甘草 10 克，羊肉 300 克，甘蔗、萝卜各少许，黄酒、酱油各适量。

做法：1. 洗净食材，羊肉切成块，和萝卜同时氽水去膻味。

2. 将甘蔗铺在锅底，放入羊肉，加入酱油、黄酒和甘草。

3. 大火烧开 5 分钟后改小火炖 1.5 小时即可食用。

功效：温补健脾，增强体质。

甘草绿豆汤

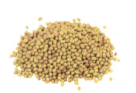

材料：绿豆 100 克，甘草 10 克。

做法：1. 将绿豆洗净，用清水浸泡片刻。

2. 锅中放入绿豆和甘草，加适量水，大火煮沸转小火慢煮。

3. 待食材熟透后，盛出饮用即可。

功效：清热解毒，保护脾胃免受外界毒素的侵害。

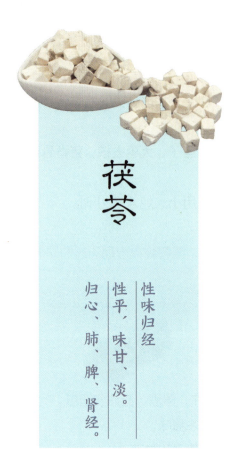

茯苓

性味归经

性平，味甘、淡。

归心、肺、脾、肾经。

对脾的益处

茯苓入脾经，具有补脾益胃的作用，能够增强脾胃的消化吸收功能，改善因脾虚湿滞所致的食欲不振、腹胀、泄泻等症状。茯苓还具有渗湿利水的功效，有助于清除体内湿气，从而减轻脾胃的负担，保护脾胃功能。

现代医学研究发现，茯苓中含有多种对人体有益的成分，如多糖、胆碱、卵磷脂等。这些成分能够刺激胃肠道的蠕动，促进消化液的分泌，从而改善消化功能。此外，茯苓还能够保护胃黏膜，减少胃酸对胃壁的刺激，有助于预防和治疗胃炎、胃溃疡等消化系统疾病。

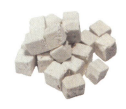

养脾妙方

茯苓粥

材料：茯苓粉 30 克，粳米 100 克，白糖适量。

做法：1. 将粳米淘洗干净，放入锅中。

2. 加适量清水煮粥，待粥将成时，加入茯苓粉。

3. 搅拌均匀后，继续煮至粥熟烂。

4. 最后加入白糖调味即可。

功效：健脾宁心。适用于失眠、心神不宁等症状的人群，同时也有助于改善脾胃虚弱的症状。

茯苓薏苡仁粥

材料：茯苓、薏苡仁各 30 克，粳米 100 克。

做法：1. 将茯苓、薏苡仁洗净后，浸泡一段时间。

2. 将浸泡后的茯苓、薏苡仁与粳米一同放入锅中。

3. 加适量清水煮粥，煮至粥熟烂即可。

功效：健脾利湿，养心安神。尤其适合湿气重、脾胃虚弱的人群食用。

茯苓膏

材料：茯苓粉、蜂蜜各适量。

做法：1. 将茯苓粉与适量清水或牛奶调和均匀。

2. 放入锅中加热，不断搅拌成糊状。

3. 最后加入蜂蜜调味即可。

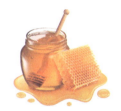

功效：健脾，促进消化，祛湿。

茯苓猪骨汤

材料：茯苓、干山药、芡实、莲子各 30 克，陈皮 6 克，猪骨 300 克。

做法：1. 洗净食材，猪骨斩块氽水。

2. 所有材料放入锅中，加适量清水煲汤。

3. 煲至汤色浓郁，肉烂汤鲜即可。

功效：健脾，养颜，祛湿。

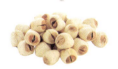

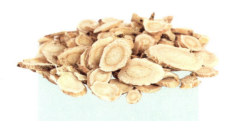

黄芪

性味归经

味甘，性温。

归肺、脾、肝、肾经。

对脾的益处

黄芪具有健脾补中的功效，能够增强脾胃的运化功能，改善因脾气虚弱引起的疲乏无力、肢体倦怠、饮食减少、腹泻便溏等症状。黄芪能够补气固表、止汗，对于因脾气虚弱、卫表不固引起的自汗盗汗等症状，都有较好的治疗作用。此外，黄芪还具有利水消肿的功效，能够治疗因脾虚水湿内盛引起的小便量减少、肢体浮肿等症状。

现代医学研究发现，黄芪中的多糖、皂苷等成分能够增强机体的免疫功能，提高机体的抗病能力，这对于保护脾胃等器官免受外界病原体的侵袭具有积极意义。黄芪中的某些成分具有促进胃肠蠕动、增加消化液分泌的作用，从而有助于改善消化功能。

养脾妙方

黄芪白术粥

材料：黄芪 15 克，白术 10 克，粳米 100 克。

做法：1. 黄芪、白术洗净后，放入清水浸泡 30 分钟。

2. 锅中放入黄芪、白术，加适量水，大火煮沸后转小火煎煮 30 分钟，取汁。

3. 粳米洗净后，倒入上述药汁中，再加适量清水，煮至粥熟烂即可。

功效：补气健脾。适用于气虚脾弱所致的倦怠乏力、气短懒言等症状。

黄芪人参炖鸡汤

材料：黄芪 30 克，人参 10 克，鸡肉 500 克，姜片适量。

做法：1. 鸡肉洗净切块，黄芪、人参洗净备用。

2. 将鸡肉、黄芪、人参、姜片一同放入炖盅中，加适量清水。

3. 隔水炖煮 2~3 小时，调味后即可食用。

功效：补脾益气，可治疗气虚引起的神疲、乏力、自汗等身体虚弱症状。

黄芪大枣茶

材料：黄芪 10 克，大枣 5 枚。

做法：1. 将黄芪、大枣洗净后，放入茶杯。

2. 加入适量沸水，闷泡 10~15 分钟后即可饮用。

功效：补益脾胃，养血安神。适用于脾胃虚弱、气血不足引起的神疲乏力、面色萎黄等症状。

黄芪枸杞子炖排骨

材料：黄芪 20 克，枸杞子 15 克，排骨 500 克。

做法：1. 排骨洗净斩块，黄芪、枸杞子洗净备用。

2. 将排骨、黄芪、枸杞子一同放入炖锅中，加适量清水。

3. 大火煮沸后转小火炖煮 1~2 小时，调味后即可食用。

功效：补脾益气，滋补肝肾。对于脾胃虚弱同时伴有肝肾阴虚的人群尤为适宜。

补中益气汤

中医认为，气乃人体生命活动的根本基石，其存在直接关系到生命的存续。古人常以气息的有无作为判断生死的重要标准，气息尚存则生命不息，气息断绝则生命终止。气之源泉，一源自肺脏从自然界吸纳的清新之气，二则源自脾胃转化食物精华而成的水谷之气。明代医学巨匠李时珍指出，人体之元气需依赖脾胃的滋养方能充盈，脾胃功能强健，则元气旺盛，身体康健。因此，古谚云"脾胃内伤，百病由生"，意指脾胃功能受损，将导致阳气不足，进而诱发诸多疾病。

在探讨补中益气汤之前，我们首先要理解"补中益气"的概念，这是中医针对气虚证候的独特治疗方法。气虚多由饮食不当、年老体衰或久病不愈所致，表现为脏腑功能衰退的种种症状。针对不同脏腑的气虚，需采取相应的补气策略，如补肺气、脾气、心气及肾气等。常用药物包括人参、党参、黄芪、白术、山药等，经典方剂如补肺汤、四君子汤、补中益气汤及肾气丸等均体现了这一治疗思路。

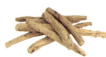 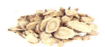 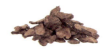

补中益气汤，这一源自金代名医李东垣的杰作，正是基于"脾胃为气血生化之源"的理论，针对当时人们因饮食无度、作息不规律及寒热失调所致的胃气虚弱而创制。其组方精妙：黄芪为主药，以补中益气、升阳固表；人参、白术、甘草共为辅药，强化脾胃之气；陈皮调畅气机、当归补血和营为佐；升麻、柴胡则与人参、黄芪协同，提升清阳之气。全方旨在补气健脾，促进脾胃功能恢复，同时提升中气，改善因气虚引起的下垂、脱陷等症状。

补中益气汤适用于脾胃气虚所致的多种症状，如气短懒言、四肢乏力、食欲不振、不耐劳累及气虚发热等，且可根据病情灵活调整药物用量。

健脾四君子汤

当今社会，人们普遍承受着巨大的工作与生活压力，频繁奔波，饮食不规律且往往无度，这极易导致胃功能虚弱，进而引发精力匮乏与体力不支。此时，被誉为古方瑰宝之一的"四君子汤"便成为强健脾胃、抗击疲劳、恢复精力的理想选择。健脾四君子汤源自宋代《太平惠民和剂局方》，由人参（去芦）、白术、茯苓、炙甘草这四种温和而高效的中草药精心配伍而成。

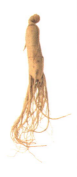

四君子汤的制备简单而讲究，需将等量的上述药材研磨成细末，每次取用适量（约6克），以150毫升清水煎至剩余100毫升，温服即可。亦可直接使用饮片进行煎煮，但具体用法用量应严格遵循专业医师的指导。

该方以人参为核心，主导补气健脾、滋养胃腑；白术则以其健脾燥湿的特性，进一步增强人参补气健脾效果；茯苓则负责健脾渗湿，使补脾之力更为明显；而炙甘草不仅强化了补气健脾的作用，还巧妙地调和了各药之间的相互作用，使全方功效得以充分发挥。四君子汤在治疗脾气虚弱方面展现出了卓越的疗效，成为调理脾胃气虚证的基础方剂，后世诸多补脾益气之方均受其启发。

四君子汤作为补气经典方剂，广泛适用于因内外因素导致的脾胃虚弱及其相关症状。无论你是稍动即喘、面色苍白、浑身乏力，还是食欲不振、消化不良、大便溏稀，抑或是先天体弱、病后脾胃不和，四君子汤都能为你提供有效的帮助。此外，现代医学研究还揭示了四君子汤在促进胃肠运动、缓解腹泻、促进小肠功能恢复、保护胃肠黏膜等多方面的积极作用。

归脾丸

归脾丸，其功效集补血养血、健脾益气于一身。归脾汤的原始配方可追溯至南宋名医严用和的《济生方》，但直至明代，经由太医院院长薛立斋的精心改良，增添了当归与远志两味药材，方才成就了今日我们所见的归脾丸。

归脾汤的详尽组方如下：人参（或党参）9克、黄芪9克、白术9克、茯苓9克、酸枣仁9克、桂圆肉9克、木香6克、炙甘草5克、当归9克、远志6克，另加生姜3片、大枣5枚以调和药性。服用时，需将药材以水煎煮，每日1剂，分2次温服。为方便患者，药店亦提供成品归脾丸，每次服用6至9克，每日2次。

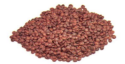 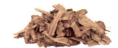

尽管方名"归脾汤"直指补脾，却具有补血的功效。大量补气药材如黄芪、党参的加入，看似与补血主题相悖，实则深谙中医气血互生之理。中医认为，气为血之帅，血为气之母，二者相辅相成，缺一不可，因此补血之时必兼顾补气，尤其是补脾气，以确保血有所生，源源不断。

此外，归脾汤中还巧妙融入了桂圆肉、酸枣仁、当归等养血安神之品，以及宁心除烦之远志。这些药物的共同作用，不仅对心血耗伤，特别是因思虑过度或女性月经过多所致的心血不足有较好的疗效，还能有效缓解健忘、失眠、心悸等症状，体现了中医"心脾同治"的治疗理念。因心血与脾土密切相关，补养心血亦能间接强化脾胃功能，促进气血生化循环。

值得注意的是，归脾汤不仅能治疗心血不足，而且对于因焦虑、疲劳、食欲不振引发的心悸、心慌，以及气血不足导致的失眠健忘、夜间盗汗、神经衰弱等心脾两虚症状，均有良好疗效。但是，归脾汤毕竟是药物，使用时仍需遵循医嘱，以确保安全有效。

十全大补汤

当身体长期处于疲惫不堪的状态，日常又得不到合理休息时，会逐渐显现出疲劳累积、夜不能寐等全身性衰弱迹象，这便是亚健康状态中一种典型的慢性疲劳综合征。中医认为，此类症状属于"虚劳"与"内伤发热"的范畴，是由脾、肝、肾三脏的功能失调所致。

针对此类因过度劳累导致的身体问题，中医推荐了一剂经典良方——十全大补汤。此汤汇聚了十味精选中药，旨在全面补益气血、调理脾胃，对于缓解疲劳、增强体质具有显著疗效。其组成为：人参10克、白术15克、茯苓12克、当归10克、熟地黄12克、川芎10克、炒白芍10克、炙甘草5克、黄芪15克、肉桂9克，辅以生姜3片、大枣5枚以调和药性。服用时，需将药材一同煎煮，取汁饮用。

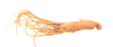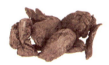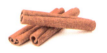

中医学认为，气血是人体生命活动的根本，任何导致气血亏虚的因素，如先天不足、过度劳累、病后失养或失血过多等，都可能引发一系列健康问题，如面色苍白、头晕目眩、精神萎靡、心悸气短等。十全大补汤通过温补气血，可以从根本上改善这些症状，恢复身体机能。

此外，现代医学研究也证实了十全大补汤的多种益处，包括增强免疫力、促进红细胞生成、保护骨髓造血功能、缓解术后低蛋白血症和贫血、延缓衰老及辅助抗肿瘤等。对于不便自行煎药的人群，市面上还有十全大补丸等成药可供选择，同样具有良好的治疗效果。

然而，十全大补汤并非人人皆宜。阴虚火旺者应避免使用，以免加重病情；感冒期间也应暂停服用补药，以免影响病情恢复。因此，在服用前最好咨询专业医生，确保对症施治，方能收获最佳疗效。

第五章

养肺：吐故纳新的相傅之官

　　在中医里，人体被比作一个精密运行的宇宙，五脏六腑各司其职，共同维系着生命的和谐与平衡。其中，肺脏被誉为"相傅之官"，它不仅负责呼吸吐纳，更在气机升降、水液代谢及护卫机体等方面扮演着举足轻重的角色。正如朝臣辅佐君王，肺脏以其独有的方式，辅助心脏这一"君主之官"，调节着全身的气血运行与防御机制。本章将分享日常生活中养肺的方法，希望能对你有所帮助。

扫码查看

- AI司药岐黄先生
- 《黄帝内经》详解
- 中医养生精要
- 药食同源课堂

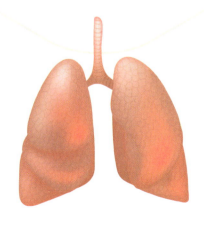

肺为相傅之官

　　人体之内，肺与心的关系微妙而深远，恰似古代国家中君王与丞相之间的默契配合。《素问·灵兰秘典论》中，将肺喻为"相傅之官"，此官职在古代如同宰相、相国，地位显赫，职责重大，它指出："肺者，相傅之官，治节出焉。"正如宰相辅佐帝王治理国家，肺在人体中也扮演着举足轻重的角色，协调并管理着全身的生理功能。

　　肺的重要性，就如同宰相，其职责广泛而深远。它首先需洞悉五脏六腑的微妙变化，正如宰相需掌握国家各项事务的脉络。中医之所以能够仅凭脉象便洞悉人体脏腑的盛衰，很大程度上是因为全身血脉直接或间接汇聚于肺，再由此散布全身。因此，手腕处的"寸口"便成为观察人体气血运行、脏腑状态的最佳窗口。

　　作为"相傅之官"，肺的"治节"作用具体体现在四个方面：一是主呼吸，即人体通过肺与外界进行清浊之气的交换；二是主全身之气，肺通过有节律的呼吸运动，将吸入的清气转化为全身所需的正气，并输布至全身各处；三是辅助心脏，通过调节气的升降出入，推动和调节血液的正常运行；四是治理和调节机体的水液代谢，确保体内水液平衡。

　　总而言之，肺的这四大功能赋予了它在人体中犹如宰相般的地位。心脏作为"君王"，虽主宰着人的精神意识，却也需要肺这样的"宰相"从旁协助，共同谋划、治理身体的"国家"。心脏发布政令后，肺便负责将这些指令布散至全身，通过调控气的流动，来治疗、调节和约束人体的各项生命活动，确保机体的和谐与平衡。

认识肺在人体的职能

｛肺为气之本，调控人体的气｝

在中医理论中，肺被誉为"气之本"，负责调控人体内的各种气机活动。《素问·五藏生成》明确指出："诸气者皆属于肺。"这句话深刻揭示了肺在人体气机调控中的核心地位。对于初涉中医的人来说，"气"这一概念或许显得抽象而难以理解。中医所言之气，非日常所指的空气或气体，而是一种充满活力的精微物质，是推动人体脏腑构成并维持生命活动的基石。

气源自三方面：一是先天赋予的父母之精气，这是生命之初的根基；二是后天饮食中的水谷之精气，即食物中的营养物质；三是自然界的清气，通过呼吸进入体内。这三者经由肺、脾胃、肾等脏腑的协同作用，转化为人体之气，进一步细分为元气、宗气、营气、卫气等，各司其职，共同维系着人体的生命活动。

元气，又称原气，是生命活动的原动力。它由父母之精化生，并需后天水谷精气和自然清气的不断滋养。元气虽源自先天，却依赖于后天的补充与维系。元气充足时，人体免疫力强，健康有活力；随着岁月的流逝，元气逐渐耗散，免疫力减弱，疾病乘虚而入，直至生命终结。

宗气是积于胸中的后天之气，由肺吸入的清气和脾胃运化的水谷精气结合而成，是语言、声音、呼吸及气血运行的重要支撑。《灵枢·邪客》有云："宗气积于胸中，出于喉咙，以贯心脉，而行呼吸焉。"宗气的盛衰直接影响着人体的呼吸功能、气血运行及整体活力。

营气，因其富含营养而又称荣气，与血同行于脉中，滋养全身脏腑经络。营气主要由水谷精气中的精华部分化生，具有营养全身和化生血液的双重作用，是维持人体生理活动不可或缺的物质基础。

卫气则是一种运行于脉外的阳气，负责护卫肌表，防御外邪入侵，同时温养脏腑、肌肉、皮毛，并调节腠理开合、汗液排泄，以维持体温恒定。卫气的强健与否，直接关系到人体的防御能力和体温调节功能能否正常发挥。

总而言之，气的生成与肺的功能密不可分，尤其是宗气的生成直接依赖于肺吸入的清气与脾胃运化的水谷精气。肺气直接影响到宗气乃至全身之气的生成与运行。

肺主皮毛，肺好皮肤才好

在中医经典《素问·痿论》中，有"肺主身之皮毛"的论述，明确指出肺脏对人体皮肤、毛发及汗孔等外部组织具有深远的影响。这一观念在《黄帝内经》中得到了详尽的阐述，强调了肺与皮毛之间的紧密联系。因此，要想拥有健康亮丽的皮肤，关键在于养护好肺脏。

肺脏通过其生理功能，一方面将卫气宣发到体表，形成保护屏障，增强皮肤对外界邪气的抵抗力，同时调节皮肤腠理的开合，控制汗液的排泄，维持体温的稳定；另一方面，肺还负责将脾运化的精微物质输送到全身，包括皮肤，从而起到滋养作用。

当肺脏功能正常时，皮肤自然紧致有弹性，毛发光泽亮丽，人体整体的免疫力也得到提升。当肺脏出现病变时，如肺热叶焦等，会直接影响皮肤的状态，导致皮肤变差，抵御外邪的能力减弱。此外，若邪气从皮毛入侵，也会进一步影响肺脏的功能，这也是感冒等呼吸道疾病发生的常见途径。

在日常生活中，我们可以利用"肺主身之皮毛"的中医理论，通过观察皮肤和毛发的状态来判断肺脏的健康状况。这种未病先防的理念正是中医所倡导的。根据中医理论，疾病初期邪气多侵袭人体浅表，此时治疗相对容易。因此，一旦发现皮肤或毛发出现异常，应及时调理肺脏，以防病情恶化。

具体来说，不同的皮肤状态往往反映了不同的肺脏问题。例如，皮肤紧缩、毛孔关闭、汗毛直立且发热无汗，多属外感风寒；皮肤松弛、汗毛倒伏且发热汗出，则可能是风热袭表；皮肤粗糙干涩可能是燥邪耗伤肺津；皮肤滑利潮湿则可能与痰湿阻肺有关；而皮肤冷、自汗出、怕风则可能是肺气虚、卫气不固的表现；皮肤灼热且汗出蒸蒸则可能是肺热壅盛或痰热壅肺；自午后皮肤发热、夜间盗汗则可能是肺肾阴虚、阴虚生内热的征象。

因此，关注皮肤和毛发的健康状态，及时调理肺脏功能，是保持身体健康、美丽动人的重要途径。

｛肺：体内水液管理的总调度｝

　　肺在人体中扮演着类似水利部部长的角色，全面负责体内水液的调度与管理。这一功能在日常生活中有着生动的体现：当我们遭遇雨淋或受凉，身体可能出现怕冷、发热等症状，此时一碗热腾腾的姜汤加上适当发汗，往往能帮助身体自我恢复，这背后就有肺在默默调节水液平衡的作用。

　　另有一类人，他们稍事活动便感心慌气短，易出汗，体质较弱，即便未受凉也易感冒。这类情况，通过服用补肺固表的中药，往往能显著改善，这进一步印证了肺与体内水液代谢及免疫力之间的紧密联系。

　　出汗，作为调节体内水液平衡的重要方式之一，其调控机制与肺密切相关。体内水液代谢的复杂过程，包括出汗、排尿、食物中水分的吸收与运输，以及呼吸时排出的水分等，均离不开肺的精心调度。《素问·经脉别论》对此有精辟论述："饮入于胃，游溢精气，上输于脾。脾气散精，上归于肺，通调水道，下输膀胱。水精四布，五经并行。"这一过程简述了水液从摄入到转化为津液，再经肺宣发至全身，最终多余部分以汗液、尿液形式排出的完整循环。

　　肺作为水液的总调度师，其核心职责在于宣发与肃降两大功能的协调运作。宣发，即肺将体内的津液及营养物质向外输布，如同蒸笼中的热气弥漫全身，滋养肌肤、毛发及五官七窍，同时调控肌肤腠理，促进汗液排泄。而肃降，则是指肺引导水液下行，经肾的气化作用转化为尿液，由膀胱排出体外，确保体内水液循环的顺畅进行。

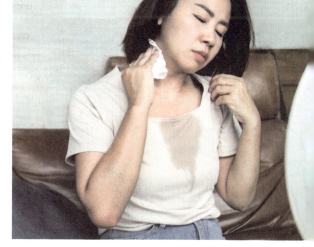

　　若肺失肃降，水液代谢将受阻，可能导致肺气上逆、胸满气喘、水道不利，进而引发水肿、胀满、小便不利等一系列病症。因此，从位置与功能上来看，肺被形象地称为"水之上源"，其重要性不言而喻。

肺主秋，秋季重在养肺

秋季养肺，润燥为主

秋季作为金气旺盛的季节，正是调养肺脏的黄金时期。然而，秋季的干燥气候常使空气中缺乏水分，而肺脏作为"娇脏"，偏好湿润而厌恶干燥。因此，秋季养肺的关键在于润燥，以保持肺脏的清肃与润泽，避免秋燥引发的咽干、鼻燥、皮肤干燥等不适。

经历夏日的汗水淋漓，人体体液有所损耗，进入秋季后，身体各组织更易感到缺水。加之秋季干燥，口干舌燥、便秘、皮肤干燥等问题接踵而至，这便是"秋燥"的表现。在五行理论中，秋季属收，意味着此时应着重保护体内的阴液，尤其是肺中的津液。为了缓解秋燥，最简单直接的方法便是增加水分摄入。建议秋季每日饮水量比其他季节至少增加500毫升，饮水时，应选择温开水为宜，避免寒凉之饮，以免损伤肺气。也可采用吸入热水蒸气的方式，早晚各一次，每次约10分钟，直接从呼吸道补充水分，保持肺脏与呼吸道的湿润。

在饮食方面，秋季养肺应遵循滋阴润燥的原则，减少辛辣食物的摄入，转而增加酸性食品及新鲜蔬菜的比例。辛辣食物易导致肺气过盛，进而损伤肝脏功能，而适量食用酸性食品则能增强肝脏功能，抵御过盛肺气的侵袭。常见的酸性水果如苹果、石榴、葡萄等，以及西红柿、冬瓜、荸荠、银耳、百合等蔬菜，都是秋季养肺的好选择。温肺食物如芝麻、糯米、蜂蜜、乳制品等，以及具有润肺功效的干果如杏仁、桃仁等，也应适量摄入，以滋润肺脏。

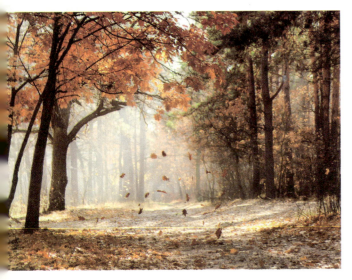

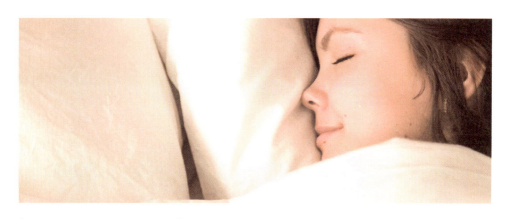

{秋季宜早卧早起}

《素问·四气调神大论》提出"早卧早起，与鸡俱兴"，不仅是对古人生活节律的生动描绘，也是对秋季养生之道的阐述。在这个收获与转凉的季节里，自然界的阳气逐渐内敛，万物步入收藏之期，人体亦应顺应这一自然法则，调整作息，以达天人合一之境。

秋季，当鸡鸣初啼，晨光破晓，正是阳气初生之时。此时起床，不仅能让身体随着太阳的升起而感受到温暖的拥抱，更有助于肺气在清新的空气中得以宣发，驱散一夜的沉闷，使心情随之豁然开朗。早起锻炼，更是在享受自然之美的同时，强化了心肺功能，提高了身体对逐渐转凉的气候的适应能力，为即将到来的冬季打下坚实的健康基础。

而夜晚的早睡，则是为了顺应秋季阴精的收藏之势。秋季的夜晚，凉意渐浓，昼夜温差显著，过晚的夜生活都可能使人体暴露在不适宜的温度下，从而损伤阳气，影响健康。早睡不仅能帮助我们避开夜晚的寒凉，更有助于养阴补血，促进身体机能的修复与调整，为第二天的活力满满蓄积能量。

"早卧早起"的作息习惯，实则是人体顺应自然界阴阳消长变化的一种体现。它强调了人与自然界的和谐共生，提醒我们在享受自然赋予的丰富资源的同时，也要遵循其内在的运行规律，方能保持身心的健康与平衡。中医学的核心理念之一便是"天人合一"，即人的生理活动与自然环境的变化息息相关，通过合理的作息安排，我们可以更好地融入自然，享受其带来的益处，达到养生的目的。

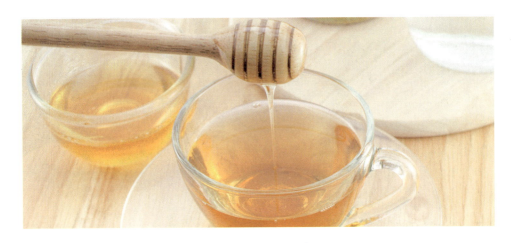

朝盐水，晚蜜汤，悠然度秋燥

秋季作为自然界"阳消阴长"的转折点，尤其是秋分之后，雨水渐稀，秋燥成为这一时期的主旋律。空气中弥漫的干燥往往让人体感受到燥邪的侵袭，具体表现为咽喉干痒、干咳少痰、皮肤紧绷等津液耗损的症状。为了抵御这份干燥，我们需积极为身体"补水"，而单纯的清水虽能解渴，却不足以全面应对秋燥的挑战。

"朝盐水，晚蜜汤"这一传统养生法，便是对抗秋燥的良策。清晨，当第一缕阳光洒落，一杯淡盐水便是对身体的温柔唤醒。盐咸，入肾经，适量添加于水中，能有效减缓水分的快速流失，正如现代医学中的生理盐水，为身体细胞提供稳定环境。此外，淡盐水还能助力肠胃清洁，为一天的精神状态打下良好基础。

夜幕降临，忙碌一日之后，一杯温热的蜂蜜水则是给身心最温柔的抚慰。蜂蜜自古以来便是滋补佳品，含有丰富的葡萄糖、果糖及多种氨基酸、维生素，不仅能够强健体魄、益智安神，还能润肺养脾，有效缓解秋燥带来的不适。尤其是与百合相配，更添润肺之力，《本草纲目》中的蜜蒸百合方便是这一理念的经典体现。

朝盐水去烦热、明目镇心、清胃热结，晚蜜汤则润肺养脾、除心烦、助安眠。这样的饮食搭配，不仅为身体补充了必要的水分，还兼顾了润燥、通便等多重功效，实为秋季养生的不二之选。但需注意的是，对于高血压患者而言，晨起盐水需谨慎饮用，以免盐分摄入过多影响健康。

{秋季养肺宜保持愉悦情志}

秋季，一个自然界的更迭与收敛的季节，往往伴随着气候的渐凉与万物的凋零，这样的景象不免让人心生感慨，尤其是情感细腻的人群，更易陷入"悲秋"的情绪之中。老年人可能因目睹岁月流逝而触景伤情，年轻人则可能因工作压力与季节的干燥叠加，产生烦躁与忧郁。中医理论认为，情志与五脏六腑息息相关，过度的悲秋情绪若不加以调节，不仅影响心理健康，还可能引发身体疾病，如高血压、心脑血管疾病等，实乃秋季养生之大忌。

《素问·四气调神大论》提出"秋三月……使志安宁"，正是提醒我们在这一季节要注重情绪的调养，保持一颗平和愉悦的心。面对"悲秋"，首要的是进行积极的心理调适。走到户外，沐浴午后温暖而柔和的阳光，亲近自然，让那金黄的稻田、火红的枫叶等秋日美景映入眼帘，用这些绚烂的色彩驱散心中的阴霾，发现生活的美好与希望。同时，适度的户外活动如慢跑、散步、太极拳等，不仅能锻炼身体，增强体质，还能在运动中释放压力，让心灵得到放松与宁静。

此外，合理的饮食也是调节情志的重要一环。秋季宜多食用滋阴润肺、养血安神的食物，如芝麻、核桃、糯米、蜂蜜、梨、甘蔗等，这些食物不仅能滋养身体，还能在一定程度上平复情绪，缓解"悲秋"带来的不适。而减少高脂高糖食物的摄入，适量补充碳水化合物，则有助于维持身体的平衡状态，避免因饮食不当而加重情绪负担。

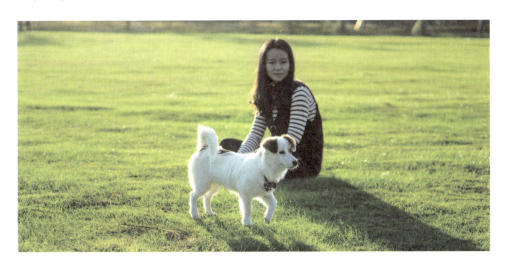

痰湿咳嗽，用化州橘红

在应对日常生活中常见的痰湿咳嗽时，化州橘红无疑是一剂温和而有效的自然良方。痰湿咳嗽为一种由体内湿邪与寒痰交结所致的病症，往往伴有咳嗽反复发作、咳声重浊、胸闷气憋、喉间痰鸣及冬春季节尤为高发等特点。中医认为，此类咳嗽需通过祛寒、祛湿痰的方法来调理，而化州橘红正是良方。

化州橘红虽名为橘红，实则是源自柚子的一种特殊品种，其独特的药用价值远非普通橘皮可比。它外皮布满细密绒毛，味道酸苦，虽不适宜直接食用，却因其卓越的燥湿化痰、祛寒痰功效而被广泛药用。化州橘红的幼果长到一定大小时采摘下来，经过精心处理，烘干成材，便成为治疗痰湿咳嗽的宝贵药材。

现代药店中常见的橘红丸，便是以化州橘红为主要成分的中成药，专用于治疗痰湿咳嗽。此外，家庭日常中亦可用适量橘红皮煎煮取汁，与粳米共煮成粥，既美味，又具防治痰湿咳嗽的功效。

然而，预防胜于治疗。在日常生活中，加强身体锻炼，提高抵抗力，避免外感风寒，是预防咳嗽的重要措施。同时，合理的饮食搭配、充足的睡眠及清新的居住环境，都是维护呼吸系统健康不可或缺的因素。但若咳嗽症状剧烈且持续时间长，应及时就医，以免延误病情。

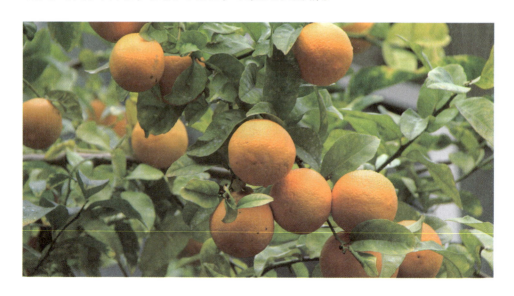

{三步按摩，有效缓解鼻炎}

鼻子作为肺与外界交换气体的门户，同时也是寒邪侵袭人体的主要通道。若未能妥善保护，让寒气轻易侵入，便易诱发鼻炎。鼻炎虽非重症，但对生活质量的负面影响却不容忽视。

急性鼻炎若未得到及时有效治疗，往往会转化为慢性鼻炎，其特点为鼻腔分泌物增多，呈白色或黄色脓性，持续时间长，并伴随鼻塞与头痛，尤其是在感冒后症状加剧。针对此情况，我们推荐一套简单易行的按摩疗法，以对抗慢性鼻炎。

按摩步骤：

1.将双手拇指并拢微屈，利用拇指关节的突起部分，同时按压在前额两眉之间的印堂穴上，随后以该点为中心，进行五六次轻柔的打圈按揉。

穴位知识：印堂穴位于面部，是两条眉毛连线的中点，属经外奇穴。它不仅能够缓解头痛，治疗小儿惊风及产妇血晕，还能驱散风邪，通鼻开窍，对鼻炎引起的头痛有显著缓解作用。

2.拇指分开，沿鼻梁两侧轻轻向下滑动至鼻翼旁的迎香穴，用指关节内侧角在该穴位上按压并揉动五六次，直至产生轻微的酸麻感。

穴位知识：迎香穴其名寓意迎接芬芳之气，位置在鼻翼外侧约 1 厘米处的鼻唇沟中，是治疗鼻部疾病的特效穴。《针灸学讲义》中记载，迎香穴对治疗嗅觉失灵、鼻出血及鼻炎等均有良效。

3.完成上述两个动作视为 1 次，建议每日早晚各进行 50 次，以巩固疗效。

除坚持按摩外，鼻炎患者还应将洗鼻法纳入日常护理，定期使用生理盐水冲洗鼻腔，有助于减少细菌滋生，促进炎症消退。同时加强饮食营养，注重保暖，避免受凉及粉尘刺激，积极锻炼身体，减少感冒的发生。此外，应改掉挖鼻的不良习惯，若鼻腔内出现黄色干燥脓痂，可用生理盐水浸湿棉签轻轻清理。

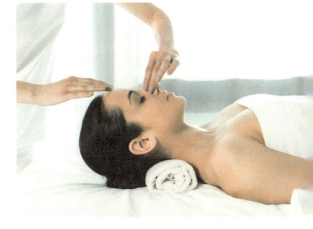

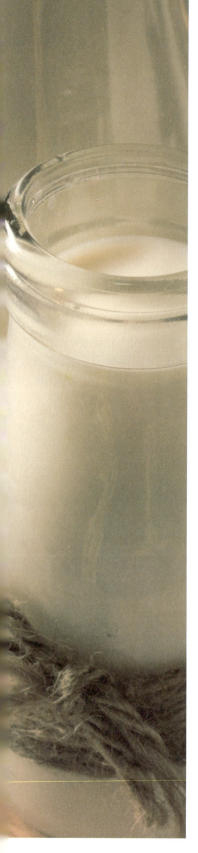

吃对食物能养肺

〔白色食物养肺〕

在中医五行理论中，五色对应五脏，白色与肺脏紧密相连，被视为肺脏的天然滋养品。《黄帝内经》中有云，白色在五行中归属金，与肺相应，其纯净轻盈之性正契合了肺脏喜清润、恶燥热的特性。白色食物如梨、苹果、百合、银耳等，多具有益气行气、清热利水、通肠化痰的功效，这些作用在中医理论框架下，与"肺为水之上源""肺与大肠相表里"等理论相契合，共同构建了白色食物养肺的理论基础。

秋季作为自然界的"金"季，与肺同属五行之金，是养肺的黄金时期。此时，气候由湿转燥，空气中湿度降低，若不注意保养，易导致肺津耗伤，引发一系列秋燥症状，如口干舌燥、咽喉疼痛、肺热咳嗽等。而白色食物以其独特的清热润燥功效，成为秋季养生的首选。

现代医学研究亦表明，白色食物如粳米、面粉、鸡肉、鱼肉、牛奶等，富含蛋白质，对增强体质、促进疾病康复、消除疲劳有着积极作用。相较于红色肉类，白色肉类脂肪含量较低，更符合现代健康饮食的理念，尤其适合女性及注重身材管理的人群。

然而，利用白色食物养肺也需因人而异，科学合理搭配。白色食物大多性偏寒凉，脾胃虚寒者应避免生食，选择煮熟或炒熟的方式食用，以减少对脾胃的损伤。此外，不同的白色食物在养肺功效上各有侧重，通过合理搭配，可以发挥更好的滋养作用。

{辛入肺，行气化湿}

辛味作为五味之一，能够激发体内阳气，促进气血运行，从而帮助身体祛湿气，通畅经络。正如《黄帝内经》所言，辛味食物在适量的情况下，能够发汗解表，理气和中，对维护人体健康大有裨益。

然而，辛味食物虽好，却也需讲究"中庸之道"。《素问·宣明五气》提醒我们"气病无多食辛"，意指在气机不畅或已有疾病的情况下，不宜过量食用辛味，以免过度宣散肺气，甚至影响到与肺相克的肝木，造成身体失衡。辛味食物的这种特性，使得它们在感冒初期成为发汗祛邪的佳品，但在感冒后期或干咳无痰时则需谨慎食用，以免加剧肺燥，延长病程。

特别是在不同的地域和季节，辛味食物的摄入更需因地制宜、因时制宜。对于居住在盆地、山区等潮湿环境的人群而言，适量食用辛味食物有助于行气化湿，改善体内环境；而在气候干燥的秋季，或是本身就生活在干燥地区的人们，则需减少辛味食物的摄入，以免耗伤肺津，影响健康。

然而在现代饮食文化中，辛辣口味因其独特的刺激性和满足感，越来越受到人们的喜爱，甚至有人到了"无辣不欢"的地步。过多食用辛辣食物不仅会损伤肺脏，导致咳嗽、气喘等症状，还会影响消化系统，引发胃部灼热、消化不良等问题。同时，辛辣食物还会扰乱体内气机，影响大脑思维，使人难以集中注意力，甚至加重失眠症状。

因此，对于喜欢辛辣食物的人来说，调整饮食习惯、控制摄入量尤为重要。同时他们还可以通过一些方法来缓解辛辣食物带来的不适，如饮用牛奶等温和饮品来中和辣味，保护胃黏膜。

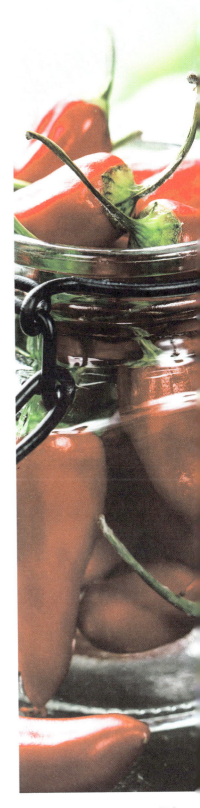

常见的养肺佳品

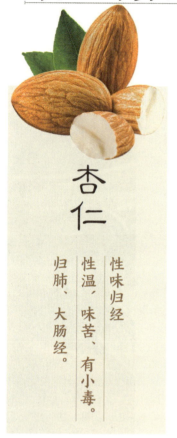

杏仁

性味归经

性温、味苦、有小毒。

归肺、大肠经。

对肺的益处

中医认为，杏仁具有润肺止咳的作用，能缓解肺燥，降低燥热。杏仁常被用于治疗气管、支气管及肺系的疾病，如慢性支气管炎、哮喘等，其降肺气的作用有助于改善肺部的气机运行，从而缓解这些疾病的症状。

现代医学研究表明，杏仁中的黄酮类及多酚类成分能够调控人体内胆固醇的水平，降低血脂，从而有助于预防心血管疾病，包括与肺部健康密切相关的肺动脉高压等疾病。杏仁中的营养成分如维生素 E 等，有助于增强机体的免疫力，提高身体抵抗疾病的能力。

养肺妙方

杏仁粥

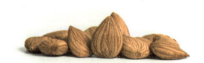

材料：杏仁 10 克，粳米 50 克，冰糖适量。

做法：1. 杏仁去皮后用水煎煮，去渣留汁。

2. 杏仁汁内加入粳米和适量水，一同煮粥。

3. 粥成时加入适量冰糖，搅匀至溶化即可。

功效：宣肺化痰，止咳平喘。适用于慢性支气管炎及肺气肿伴有咳嗽痰多、气喘者。

杏仁雪梨汤

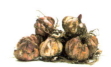

材料：甜杏仁 10 克，雪梨 1 个，冰糖适量。

做法：1. 雪梨洗净，去皮核后切成块，杏仁洗净沥干。

2. 将雪梨块和杏仁一同放入炖盅内，隔水炖煮 1 小时。

3. 加入冰糖适量调味，食雪梨饮汤。

功效：清热润肺，化痰平喘。适用于秋燥干咳或口干咽燥者，亦适用于秋令燥结便秘者。

百合杏仁粥

材料：新鲜百合、粳米各 50 克，杏仁 10 克，冰糖适量。

做法：1. 洗净食材，分别将百合、杏仁去皮备用。

2. 粳米加水煮粥，大火煮沸后加入百合和杏仁，转小火熬煮。

3. 粥成时加入冰糖调味，搅匀即可。

功效：清肺热，消痰，降气，止咳，止咽喉疼。

杏仁饭

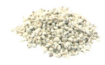

材料：杏仁 10 克，薏苡仁 30 克，白米 100 克，水发银耳 8 克。

做法：1. 洗净食材，银耳去根切小块，薏苡仁用水浸泡 1 小时沥干。

2. 锅中放入所有食材，加 120 毫升水，浸泡 30 分钟，开始煮饭。

3. 待饭熟后，再焖 10 分钟即可。

功效：宣肺润肠，利水消肿，健脾祛湿。

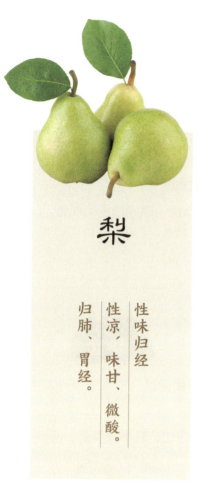

梨

性味归经

性凉，味甘、微酸。

归肺、胃经。

对肺的益处

梨具有润肺止咳的功效，能缓解肺燥引起的咳嗽、咳痰等症状。梨的汁液丰富，能滋润肺部，减轻咳嗽症状。梨还能清热化痰，帮助清除体内的热邪，化解痰液，对于热病引起的痰热咳嗽等症状有辅助治疗作用。

现代医学研究表明，梨富含多种营养成分，如苹果酸、柠檬酸、果糖、葡萄糖、钙、磷、铁及多种维生素等，这些成分对维持肺部健康、提高身体免疫力具有重要作用。此外，梨中的粗纤维能促进肠道蠕动，帮助消化，预防便秘。

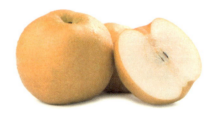

养肺妙方

冰糖川贝母炖雪梨

材料： 雪梨 1 个，川贝母粉、冰糖各适量。

做法： 1. 雪梨洗净，切去顶部，用汤匙把雪梨心挖掉，形成一个梨盅。

2. 将川贝母和冰糖放进雪梨，加适量清水，盖好梨子盖。

3. 隔水蒸 30 分钟，即可食用。

功效： 润肺止咳，化痰平喘，清热化痰，特别适用于肺燥引起的咳嗽。

百合雪梨粥

材料：雪梨 1 个，粳米 100 克，新鲜百合 50 克。

做法：1. 洗净食材，雪梨带皮切成小块。

2. 锅中放入雪梨和粳米，加适量水大火煮开。

3. 加入百合，转为慢火微炖，煮粥食用。

功效：养阴清肺，清心安神。适用于治疗肺痨久嗽、咳唾痰血等症状。

鸭梨姜蜜膏

材料：鸭梨 1000 克，生姜 10 克，百合 20 克，蜂蜜 50 克。

做法：1. 鸭梨洗净去核榨汁，将梨汁倒入砂锅中，加水 600 毫升。

2. 放入生姜和百合，小火慢熬 30 分钟。

3. 关火后待汤汁温热，加入蜂蜜，冷却成膏。

4. 每次取 10 克，温水冲服，每日 2 次。

功效：滋阴润燥，祛除肺寒。适用于治疗肺寒、肺燥、久咳不愈等症状。

银耳雪梨炖瘦肉

材料：银耳 3 克，雪梨、瘦肉各 50 克，冰糖 1 块，枸杞子适量。

做法：1. 雪梨去皮切块，银耳泡发掰小块，瘦肉洗净切块焯水去腥。

2. 炖盅内放入所有食材，加清水没过所有原料，加盖。

3. 大火蒸 30 分钟后放入冰糖和枸杞子，再蒸 5 分钟即可。

功效：滋阴润肺，补脾开胃。

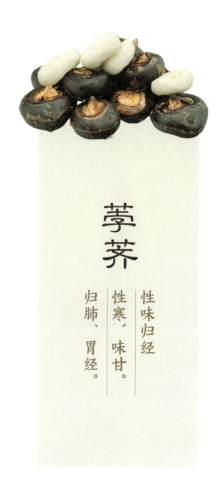

荸荠

性味归经

性寒，味甘。

归肺、胃经。

对肺的益处

中医认为，荸荠具有清肺热、化痰、止咳等功效。适量吃荸荠，可以改善肺热咳嗽、咳黄痰、发热等症状。

现代医学研究发现，荸荠中的天然黏液物质能够生津润肺，对于肺燥及咳嗽、咳痰等症状有较好的调理效果。荸荠含有丰富的水分和矿物质，能够滋润肺部，缓解因干燥引起的咳嗽、喉咙不适等症状。

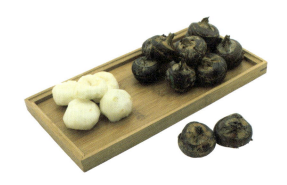

养肺妙方

荸荠百合汤

材料：荸荠 6 个，百合 10 片，冰糖适量。

做法：1. 洗净食材，荸荠去皮切成小块。

2. 荸荠和百合放入锅中，加适量水，大火煮开后转小火慢炖。

3. 炖至百合软烂，加入冰糖调味即可。

功效：清热润肺，止咳化痰。适合肺热、感冒咳嗽等症状的人群食用。

荸荠银耳羹

材料：荸荠 4 个，银耳 1 朵，大枣 1 枚，冰糖适量。

做法：1. 洗净食材，银耳泡发后撕成小朵，荸荠去皮切小块。

2. 将所有材料放入锅中，加适量水，大火煮开后转小火慢炖。

3. 炖至银耳出胶，汤汁浓稠，加入冰糖调味即可。

功效：润肺止咳，通便明目。适合肺热咳嗽、咽喉肿痛等症状的人群食用。

荸荠雪梨饮

材料：荸荠 100 克，雪梨 250 克，冰糖适量。

做法：1. 荸荠和雪梨去皮洗净，切成小块。

2. 将荸荠和雪梨放入榨汁机中，加入适量清水榨取汁液。

3. 倒入锅中，加冰糖调味，小火加热至冰糖溶化即可。

功效：滋阴润燥，祛除肺寒。适合肺热咳嗽、咳痰不爽等症状的人群饮用。

荸荠白萝卜汤

材料：荸荠 4 个，白萝卜半根，盐适量。

做法：1. 荸荠和白萝卜去皮洗净，切成小块。

2. 将荸荠和白萝卜放入锅中，加适量清水，大火煮开后转小火慢炖。

3. 炖至白萝卜软烂，加入盐调味即可。

功效：清热生津，润肺化痰。适合肺热咳嗽、咽干咽痛等症状的人群食用。

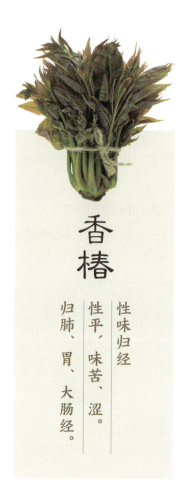

香椿

性味归经

性平，味苦、涩。

归肺、胃、大肠经。

对肺的益处

中医认为，香椿具有润肺止咳、清热解毒的功效，有助于清除肺部热毒，缓解肺热咳嗽、干咳无痰等症状。香椿还具有祛风除湿的作用，对于因风湿引起的肺部不适或咳嗽，也能起到一定的缓解作用。

现代医学研究发现，香椿煎剂对肺炎球菌等细菌有抑制作用，这表明香椿能够帮助抵抗肺部感染，减轻炎症症状。香椿中含有丰富的维生素C、胡萝卜素等营养物质，这些成分能够增强机体的免疫功能，提高肺部对外界病原体的抵抗力。

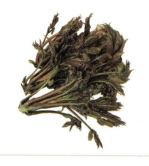

养肺妙方

香椿炒鸡蛋

材料：香椿适量，鸡蛋2~3个，盐、油各适量。

做法：1. 洗净食材，香椿焯水1分钟捞出过冷水，切小段。

2. 鸡蛋打入碗中，加盐搅散备用。

3. 锅中注油烧热，倒入鸡蛋液，待凝固后划散成块。

4. 加入香椿段，翻炒均匀至熟，加盐调味即可。

功效：滋阴润燥，润泽肌肤，对虚劳吐血、目赤、营养不良等症状有一定的缓解作用。

香椿拌豆腐

材料：豆腐 1 块，香椿、盐、香油、生抽各适量。

做法：1. 洗净食材，香椿焯水捞出过冷水，切小段。

2. 豆腐切块，放入锅中，加适量水煮沸捞出待用。

3. 将香椿段放在豆腐上，加入盐、香油、生抽拌匀即可。

功效：润肺止咳，生津润燥。

香椿粥

材料：香椿、粳米、盐各适量。

做法：1. 洗净食材，香椿切成小段备用。

2. 锅中放入粳米，加适量清水，大火煮开后转小火慢煮。

3. 待粳米煮至八成熟时，加入切好的香椿段，继续煮至粥稠。

4. 加入盐调味即可。

功效：润肺止咳，清热解毒。

香椿竹笋

材料：鲜竹笋 200 克，香椿芽 500 克，油、盐、鲜汤、味精、湿淀粉、麻油各适量。

做法：1. 洗净食材，竹笋切成块，香椿芽切细末，用盐腌片刻。

2. 锅中注油，煸炒竹笋，放入香椿末、盐、鲜汤，大火收汁。

3. 加味精调味，用湿淀粉勾芡，淋上麻油即可。

功效：清热生津，利湿化痰。适合肺热咳嗽、胃热嘈杂等症状的人群食用。

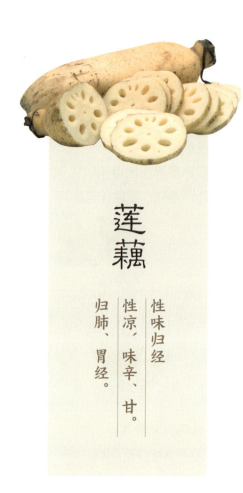

莲藕

性味归经

性凉，味辛、甘。

归肺、胃经。

对肺的益处

莲藕具有润肺止咳的功效，煮水饮用能够缓解肺热咳嗽、咽干喉痛等症状。莲藕能够清热解毒，对于因阴虚火旺、内热所导致的毒素蓄积有一定的缓解作用，有利于清肺。

现代医学研究表明，莲藕富含维生素、矿物质和膳食纤维等营养物质，这些成分可以维持肺部健康。维生素 C 有助于增强肺部细胞的抗氧化能力，减少自由基对肺部的损害；矿物质，如铁和钙则有助于维持肺部组织的正常结构和功能。

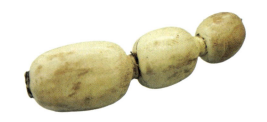

养肺妙方

莲藕鸡肉汤

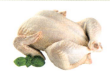

材料：莲藕 250 克，鸡肉 200 克，姜片、葱段、盐各适量。

做法：1. 洗净食材，莲藕去皮切片，鸡肉切成块状。

2. 锅中加入适量清水，放入莲藕片、鸡肉、姜片和葱段。

3. 大火煮开后转小火慢炖，炖至莲藕软烂，加盐调味即可。

功效：滋阴润肺，清热化痰，对于肺热咳嗽、痰多等症状有一定的缓解作用。

莲藕炒肉片

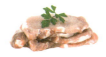

材料：莲藕 160 克，瘦肉片 60 克，蒜蓉、油、盐各适量。

做法：1. 洗净食材，莲藕去皮切成薄片，瘦肉加盐、生抽腌
制片刻。

2. 锅中加油烧热，放入蒜蓉爆香，再加入瘦肉片翻炒
至变色。

3. 最后加入莲藕片继续翻炒至熟，加盐调味即可。

功效：滋补肺气，增强免疫力。适合肺虚体弱、易感冒的人群
食用。

莲藕粥

材料：莲藕 150 克，粳米 100 克，大枣 20 克，冰糖适量。

做法：1. 洗净食材，莲藕去皮切小块。

2. 锅中放入粳米、莲藕、大枣，加适量水，大火煮开后转小火
熬粥。

3. 待粥成之时，加冰糖煮至溶化，拌匀即可。

功效：润肺养阴，益气补血，对于肺燥干咳、气虚乏力等症状有一定
的改善作用。

冰糖莲藕茶

材料：莲藕 100 克，冰糖适量。

做法：1. 莲藕去皮切成片，放入锅中，加适量水煮 30 分钟。

2. 加入冰糖，继续用小火煮 5 分钟至溶化。

3. 装入碗中，趁热饮用即可。

功效：润肺止咳，化痰舒气。适合有咳嗽症状的人群饮用。

养肺的中药

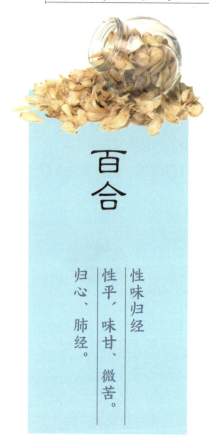

百合

性味归经

性平、味甘、微苦。

归心、肺经。

对肺的益处

中医认为，百合具有滋阴润燥的作用，可以润肺止咳，缓解咽喉疼痛和痰多的症状，常用于治疗肺燥咳嗽、干咳无痰等肺部疾病。百合还能清热化痰，帮助清除肺部积聚的痰液，减轻咳嗽和喉咙不适，特别适用于因肺热引起的咳嗽、痰多等症状。

现代医学研究发现，百合具有明显的镇咳、平喘、止咳作用，长期食用百合有助于改善肺功能。百合富含抗氧化物质，如维生素 C 和 E 等，这些物质有助于减少自由基对肺部的损伤，保护肺部免受氧化应激的影响。

养肺妙方

百合粥

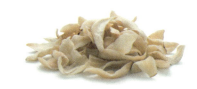

材料： 百合 40 克，粳米 50 克，冰糖适量。

做法： 1. 将百合和粳米分别清洗干净。

2. 锅中放入百合和粳米，加适量水，小火煮粥。

3. 待粥成之时，加冰糖调味，继续熬煮 2 分钟即可。

功效： 滋阴润肺。适合肺燥、干咳等症状的人群食用。

冰糖炖百合
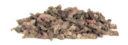

材料：百合 60 克，冰糖 25 克，款冬花 12 克。

做法：1. 百合洗净后，撕成瓣状备用。

　　　2. 将百合和款冬花放入锅中，加适量水小火慢炖。

　　　3. 放入冰糖拌匀，继续小火慢炖至百合熟烂即可。

功效：清心养肺，润燥去火。适合肺燥干咳、心烦口渴等症状的人群饮用。

百合猪肺汤

材料：猪肺 250 克，百合 25 克，杏仁 20 克，盐、姜、葱、料酒各适量。

做法：1. 洗净食材，猪肺切小块，加姜、葱、料酒，汆水去腥。

　　　2. 将所有材料放入砂锅中，加适量水，大火煮开后转小火慢炖 2 小时。

　　　3. 直至食材熟透、猪肺软烂，加盐调味即可。

功效：润肺止咳，清心安神，滋阴养颜，能够缓解因肺燥引起的干咳等症状。

百合大枣银杏汤

材料：百合 50 克，大枣 8 枚，白果 40 克，牛肉 250 克，生姜 2 片，盐适量。

做法：1. 洗净食材，牛肉切片汆水去腥，白果去壳用水去外层薄膜。

　　　2. 砂锅中加适量水烧开，放入所有食材，大火煮开后转小火慢炖。

　　　3. 炖至食材熟透后，加入盐调味即可。

功效：润肺益气，滋阴养颜。

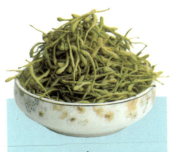

金银花

性味归经

性寒，味甘。

归肺、胃、心、脾、大肠经。

对肺的益处

中医认为，金银花具有清肺热的功效，能够有效清除肺部积聚的热气，缓解因肺热引起的咳嗽、痰黄等症状。它还有润肺养阴的作用，有助于肺部保持湿润状态，缓解因肺燥引起的干咳、喉咙痒等不适。

现代医学研究表明，金银花中的黄酮类化合物等活性成分具有显著的抗炎作用，能够减轻肺部炎症反应，促进肺部组织修复。而且金银花对多种细菌和病毒具有抑制作用，能够抑制肺部感染的病原体，减轻感染症状，促进病情恢复。

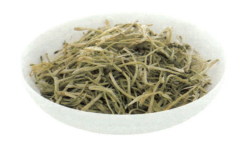

养肺妙方

金银花茶

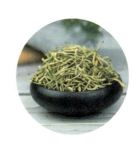

材料：金银花8克。

做法：1. 将金银花放入茶杯中，用沸水冲泡。

2. 盖上杯盖，闷泡15分钟。

3. 揭盖，趁热饮用即可。

功效：清热解毒，润肺止咳。适用于肺热咳嗽、咽喉肿痛等症状。

金银花陈皮茶

材料：金银花、陈皮各 5 克。

做法：1. 将金银花、陈皮放入茶杯中，用沸水冲泡。

2. 盖上杯盖，闷泡 15 分钟。

3. 揭盖，趁热饮用即可。

功效：润肺止咳，理气化痰。适用于夏季肺热咳嗽、咽喉不适等症状。

金银花菊花茶

材料：金银花、菊花各 10 克，红糖 15 克。

做法：1. 将金银花、菊花、红糖放入茶杯中，用沸水冲泡。

2. 盖上杯盖，闷泡 15 分钟。

3. 揭盖，趁热饮用即可。

功效：清热润肺，祛风解表。适用于外感风热等症状。

金银花连翘茶

材料：金银花 10 克，连翘 5 克。

做法：1. 将金银花、连翘放入茶杯中，用沸水冲泡。

2. 盖上杯盖，闷泡 15 分钟。

3. 揭盖，趁热饮用即可。

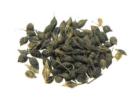

功效：清热解毒，润肺止咳，抗菌消炎。

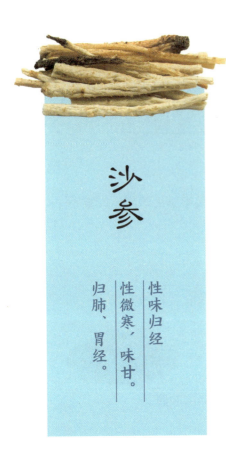

沙参

性味归经

性微寒，味甘。

归肺、胃经。

对肺的益处

中医将沙参广泛用于滋阴润肺的治疗，特别是对慢性咳嗽、喉咙痛和干燥咳嗽等症状有显著效果。其甘寒之性能够滋养阴液，补充肺部所需的水分和营养物质，从而缓解肺部干燥和炎症。沙参具有清热化痰的作用，可用于治疗感冒、咳嗽和痰液黏稠等。

现代医学研究表明，沙参可以提高机体的细胞免疫和非特异性免疫，有助于增强肺部对外界病原体的抵抗力，预防肺部感染。沙参中的某些成分具有抗炎作用，能够减轻肺部的炎症反应，降低肺部组织的损伤。

养肺妙方

沙参粥

材料： 沙参 25 克，粳米 100 克，冰糖适量。

做法： 1. 沙参洗净，用冷水浸软，再水煎，去渣取汁。

2. 粳米淘洗干净，浸泡半小时，捞出沥干水分。

3. 将沙参药汁与粳米同放入锅中，加适量水，大火煮开后改小火。

4. 煮至粥成，加入冰糖拌匀，再煮沸即可。

功效： 润肺止咳，养胃生津，明目提神。适用于肺热燥咳、气阴不足、烦热口干等症。

沙参百合汤

材料: 沙参 20 克,新鲜百合 30 克,大枣 5 枚,冰糖适量。

做法: 1. 洗净食材,百合剥瓣,沙参切小片。

2. 将沙参、大枣放入锅中,加 3 碗水,煮约 20 分钟,至汤汁变稠。

3. 放入百合续煮 5 分钟,加冰糖煮至溶化即可。

功效: 滋阴润肺,生津止渴,养心安神。适用于阴虚火旺、咳嗽少痰、咽喉干燥等症状。

沙参心肺汤

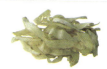

材料: 沙参、玉竹各 15 克,猪心肺 1 具,葱段 25 克,盐 3 克。

做法: 1. 沙参、玉竹择净后清水漂洗,再用纱布包好备用。

2. 猪心肺用水冲洗,挤尽血水,与沙参、玉竹、葱段一起放入砂锅内。

3. 加适量水大火煮沸,转文火慢炖 1.5 小时至心肺熟透,加盐调味即可。

功效: 养肺润燥,滋阴调胃。特别适用于老年肺虚咳嗽、大便燥结等症。

麦冬沙参鸭汤

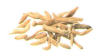

材料: 麦冬 6 克,沙参 23 克,老鸭 358 克,盐适量。

做法: 1. 洗净食材,老鸭切块,沸水汆去血水。

2. 锅中加适量水,放入沙参、麦冬,大火煮滚后再煮 5 分钟。

3. 倒入电炖锅内,通电煲 2 小时,加盐调味即可。

功效: 滋肾益肺,养阴润燥。适用于阴虚火旺、热病津伤口渴等症状。

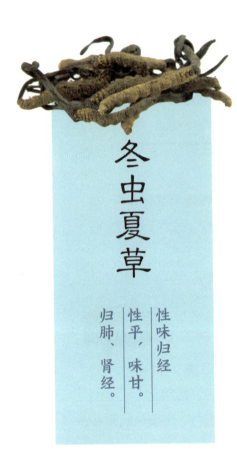

冬虫夏草

性味归经

性平，味甘。

归肺、肾经。

对肺的益处

冬虫夏草具有补肾益肺、止血化痰、止咳平喘等多种功效，能增强肺功能，对慢性咳嗽、气短、虚喘等肺系疾病有较好的调理作用。

现代医学研究表明，冬虫夏草具有调节和维护呼吸系统功能的作用，能够提高患者的肺活量、肺通气量，增强肺部气体交换功能，有助于呼吸困难、肺炎患者恢复呼吸功能。冬虫夏草中的主要活性成分具有抗炎作用，能够减轻支气管炎等肺部炎症造成的疼痛、肿胀，从而缓解咳嗽等症状。

养肺妙方

冬虫夏草炖鹌鹑

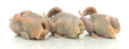

材料： 鹌鹑 250 克，冬虫夏草、生姜、葱花各 10 克，胡椒粉 2 克，盐 5 克，鸡汤 300 毫升。

做法： 1. 洗净食材，鹌鹑肉汆水捞出，姜切片。

2. 将鹌鹑肉、冬虫夏草、姜片放入砂锅中，加入鸡汤，中火炖煮约 40 分钟。

3. 炖至鹌鹑肉熟烂，撒上葱花，加盐、胡椒粉调味即可。

功效： 滋阴润燥，补肺益肾，止咳化痰。

冬虫夏草茶

材料：冬虫夏草 3 克。

做法：1. 将冬虫夏草放入茶杯，用开水冲泡。

2. 盖上杯盖，闷泡 15 分钟。

3. 揭盖，趁热饮用，可反复冲泡，至茶色变淡。

功效：补肺益气，止咳化痰，滋阴润肺。

冬虫夏草炖鸭

材料：冬虫夏草 5 克，老鸭 1 只，盐、姜片、黄酒各适量。

做法：1. 洗净食材，鸭肉沸水煮 8 分钟汆去血水，捞出冲净。

2. 将鸭肉、冬虫夏草、姜片放入砂锅中，加入黄酒和适量水。

3. 中火炖煮约 40 分钟，直至鸭肉熟烂，加盐调味即可。

功效：补肺益肾，止咳平喘，能够缓解因肺燥引起的干咳、少痰等症状。

冬虫夏草炖甲鱼

材料：甲鱼 600 克，冬虫夏草、大枣、姜片、蒜、盐、鸡粉、料酒各适量。

做法：1. 洗净食材，砂锅加适量水，倒入甲鱼。

2. 放入大枣、冬虫夏草、姜片、蒜，拌匀。

3. 大火煮开转小火续煮 1 小时至熟，加盐、料酒、鸡粉拌匀即可。

功效：补虚益气，益阴补血。适用于病久体弱、肺虚燥咳等病症。

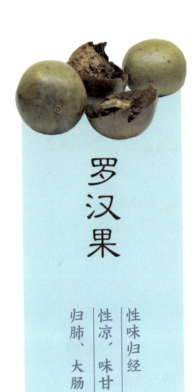

罗汉果

性味归经

性凉，味甘。

归肺、大肠经。

对肺的益处

罗汉果具有显著的清热润肺作用，能够清宣肺气、润肺化痰，对于因肺热、肺燥引起的咳嗽、咳痰、咽喉肿痛等症状有显著疗效。中医将罗汉果视为"养肺猛将"，尤其适用于肺热或肺燥引起的咳嗽，如百日咳、急性支气管炎或肺炎后期的咳嗽等。

现代医学研究表明，罗汉果中含有丰富的抗氧化物质，如罗汉果皂苷和黄酮类化合物等。这些成分能够清除体内的自由基，减少氧化应激反应对肺部的损害。同时它们还具有一定的抗炎作用，有助于缓解肺部炎症。

养肺妙方

罗汉果玉竹粥

材料：罗汉果 1 个，玉竹 15 克，粳米 60 克。

做法：1. 罗汉果压碎，玉竹洗净备用，粳米淘洗干净。

2. 将罗汉果和玉竹放入砂锅，加适量水，大火煮沸后转小火煎煮 20 分钟，取汁。

3. 接着再往砂锅加入适量清水，再次煎煮 20 分钟，去渣留汁。

4. 砂锅放入粳米，加入煎煮的两次药汁及适量清水，煮粥即可。

功效：清热生津，润肺止咳，润肠通便。

罗汉果菊花茶

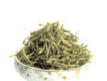

材料：罗汉果 6 克，菊花 4 克。

做法：1. 罗汉果清洗干净，切小块。

2. 将罗汉果、菊花放入茶杯中，用开水冲泡。

3. 盖上杯盖，闷泡 15 分钟，趁热饮用即可。

功效：清热润肺，疏散风热。适用于肺热咳嗽、咽干咽痛等症状。

罗汉果金银花茶

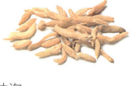

材料：罗汉果 6 克，金银花 3 克。

做法：1. 罗汉果清洗干净，切小块。

2. 将罗汉果、金银花放入茶杯中，用开水冲泡。

3. 盖上杯盖，闷泡 15 分钟，趁热饮用即可。

功效：清热解毒，润肺止咳。

罗汉果麦冬茶

材料：罗汉果 10 克，麦冬 8 克。

做法：1. 罗汉果清洗干净，切小块。

2. 将罗汉果、麦冬放入茶杯中，用开水冲泡。

3. 盖上杯盖，闷泡 15 分钟，趁热饮用即可。

功效：滋阴润肺，生津止渴。适用于治疗阴虚肺燥型咳嗽。

甘草生姜汤

在中医经典《金匮要略》中，记载着一款简约而不简单的养生良方——甘草生姜汤，它专为调养肺阳而设，尤其适合那些因环境或体质因素导致肺阳虚弱的人群。

《黄帝内经》阐述了肺与气的紧密联系：肺主一身之气，气属阳，肺气不足则肺阳亦虚，进而影响肺的正常生理功能——宣发与肃降，导致头晕、咳嗽等症状频发。肺作为"娇脏"，尤为敏感，易受外界环境影响，尤其是高原地区，其特有的高寒气候更是对肺阳的一大考验。因此，生活在这些区域的人们需格外注意防寒保暖，以免肺阳受损。

甘草生姜汤仅由甘草与生姜两味药材组成。制作时，取甘草 12 克、干姜 6 克，以 600 毫升清水煎煮，最终取汁 300 毫升，分 2 次温服。

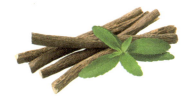 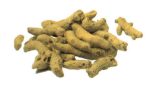

甘草性平味甘，归脾、胃、肺经，被誉为"国老"，不仅能清热解毒、缓急止痛，还能调和诸药，减少药物副作用。特别是生甘草，更以润肺止咳见长，适用于痰热咳嗽、咽喉肿痛等症。而干姜性辛味温，入肺、脾、胃经，具有发汗解表、温中止呕、温肺止咳的功效，是驱散寒邪、温暖身体的佳品。

甘草生姜汤作为治疗肺阳虚的基础方剂，能有效改善因肺阳不足引起的各种不适。然而并非所有人都适宜服用，对于发热严重、口干口苦者而言，此汤可能并不适合，因其性温，可能加剧体内热象。此外，长期大量使用甘草也可能引发水肿、高血压等不良反应，故需遵医嘱适量服用。而且，甘草与海藻、大戟、甘遂、芫花等药物存在配伍禁忌，应避免同用。

桔梗清咽茶

桔梗清咽茶是一款专为长期吸烟者及职业用嗓人群精心调配的茶饮。无论是教师、讲师、播音员、主持人，还是歌唱家，这款茶都能成为您润喉养声的得力助手。

它的制作方法简便，只需 5 克桔梗、5 克百合、3 克菊花、3 克炙甘草及 1 枚胖大海，再加入几块冰糖，封装成小茶包。每日取两包，以沸水冲泡，一杯桔梗清咽茶便做好了。它不仅能帮助您保养咽喉，还能宣肺理气，让您的声音更加清亮悦耳。

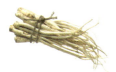 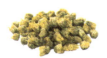

桔梗源自桔梗科植物桔梗的根部，性平味苦，自古以来便是止咳、宣肺、利咽的良药。它不仅能开肺气之郁结，还能宣心气之郁滞，对改善咽喉炎等症状有显著效果。而胖大海作为梧桐科植物的干燥成熟种子，因其独特的遇水膨胀特性而得名"大发"。它性寒味甘，专攻清利咽喉、泻肺热，对咽喉肿痛、声音嘶哑等症状有极佳的缓解作用。然而需注意的是，胖大海虽好，却不宜随意服用，因为其含有肾毒性及可能引发过敏反应，特定体质人群，如脾胃虚寒者、风寒感冒咳嗽者及肺阴虚干咳者更应慎用。

在中医学中，咽喉发声与肺的功能紧密相关。肺气充沛、肺阴滋养是声音洪亮、音质清脆的基础，而肺气不宣或肺阴亏虚都会导致咽喉发声障碍。因此，桔梗清咽茶通过调和肺气、滋养肺阴，保护咽喉。

鉴于桔梗的升散特性及可能引发恶心呕吐等副作用，气机上逆、呕吐、呛咳、眩晕、阴虚火旺、咯血等患者应避免使用。同时，十二指肠溃疡患者也应谨慎服用，并注意控制用量，以避免不良反应。

第六章

养肾：藏精纳气的作强之官

　　《素问·上古天真论》曰："肾者主水，受五藏六府之精而藏之。故五藏盛，乃能泻。"此言精妙地揭示了肾脏在人体内的多重角色：它主宰着水液的代谢平衡，同时作为精气的主要储存库，不仅汇聚了与生俱来的先天之精，还依赖于其他脏腑后天生成的精华物质进行滋养与充盈。本章将分享日常生活中养肾的方法，希望能对你有所帮助。

扫码查看

- AI司药岐黄先生
- 《黄帝内经》详解
- 中医养生精要
- 药食同源课堂

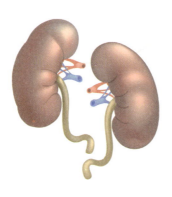

肾为先天之本

自生命之初，每个人便踏上了一段由生长至衰老的自然旅程。在这条不可逆转的道路上，决定我们健康与寿命的，除心肝等脏腑外，还有深藏于体内的"先天之本"——肾。自古以来，中医便有着"肾为先天之本，精神之舍，性命之根"的深刻认知，强调了肾在人体生命体系中的核心地位。

肾，作为生命的根基，不仅承载着繁衍后代的重任，更是人体生长发育与能量储备的源泉。它内藏的精气，是推动人体一切生命活动的原始动力，犹如一座能量库，源源不断地为机体提供活力与滋养。《素问·上古天真论》有云："肾者主水，受五藏六府之精而藏之。"这深刻揭示了肾在接纳并储存来自全身精华物质方面的重要作用，是维持生命活动不可或缺的基石。

在《素问·上古天真论》中，通过细致描绘男女在不同年龄阶段的生理变化，如女子七岁、男子八岁起，肾气渐盛，随之出现的齿更发长、筋骨强健等现象，生动展示了肾精充盈对人体成长发育的至关重要性。这进一步印证了"肾为先天之本"的论断，强调了肾在人体由稚嫩走向成熟过程中的主导作用。

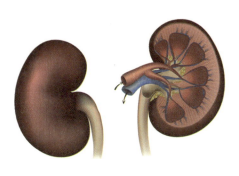

此外，肾还是人体盛衰之本，其精气之充盈状态，直接关系到人体的健康状态与衰老进程。清朝名医张锡纯指出："元神随督脉下行至精室与元气合而化精。"这揭示了肾在调控人体精髓、元气、生殖机能等方面的核心作用，是生精之本，也是人体保持青春活力与延缓衰老的关键所在。

然而，肾为生命提供的原动力并非取之不尽、用之不竭。按照中医理论，先天赋予的基本物质是有限度的，需要通过合理的饮食调养、规律的生活作息及适度的身心锻炼来加以维护与保养。

认识肾在人体内的功能

肾主骨，肾疾常表现为骨痛

中医认为"肾主骨"，是指肾脏作为人体的关键脏器，其健康状态对骨骼的强健有着至关重要的影响。当肾脏功能受损时，常表现为骨骼疼痛，尤其是在久坐、久站、劳累过度或负重过多的情况下，腰部与膝关节的酸痛乃至剧痛尤为明显，甚至可能影响到正常的行走与坐卧。

现代医学的 CT 检查可能并未直接显示骨质或关节的器质性病变，也未发现腰部肌肉的炎症，但中医诊断往往会指出"肾虚"这一内在原因。中医认为，肾虚导致血少，进而使得骨骼失去充分滋养，这是引发骨痛的主要原因。《素问·阴阳应象大论》中的"肾生骨髓"之说，便是对肾与骨之间紧密联系的经典阐述，意味着肾精化生骨髓，骨髓又滋养骨骼，两者相辅相成，共同维护着人体的健康与活力。

肾脏的强健不仅关乎骨骼的硬度与韧性，还影响着人的体力与思维能力。《黄帝内经》将肾喻为"作强之官"，形象地说明了肾脏在人体活动中的核心作用，它赋予我们力量与技巧，使我们能够应对各种挑战。

《素问·脉要精微论》中详细记载了肾虚对骨骼的影响，指出腰部活动受限、膝关节屈伸不力及步态不稳等，均为肾虚的表征。腰部作为肾脏的居所，其灵活性的丧失直接反映了肾脏功能的衰退；而膝关节作为筋的汇聚之地，其功能的异常则揭示了筋脉的疲惫；至于骨骼，作为支撑身体的基础，其稳固性的下降更是肾虚导致的严重后果。

现代科学研究也为中医理论提供了有力支持。肾脏的内分泌功能对于维持骨骼健康至关重要，它分泌的多种激素如肾素、前列腺素及促红细胞生成素等，在调节血压、促进红细胞生成及激活维生素 D 等方面发挥着关键作用。特别是维生素 D 的活化过程，必须依赖肾脏的参与，以确保其能有效调节钙离子代谢，促进骨骼的正常发育与生长。肾功能不全时，这些生理过程受到干扰，从而引发贫血与骨病等一系列疾病。

此外，针对"肾主骨生髓"及"肾虚血少、骨失所养"的理论，现代医学研究还发现补肾生血治疗对于促进造血功能、改善骨髓微环境等方面具有显著效果。这些发现不仅为中医理论提供了科学依据，也为我们更好地理解肾脏与骨骼之间的复杂关系提供了新的视角。

｛肾气虚衰，会导致"少白头"｝

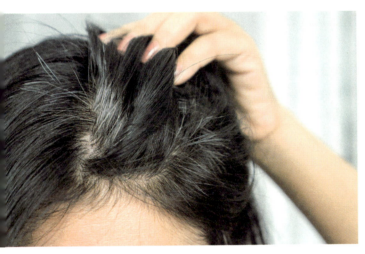

肾精的盛衰，直接关系到头发的润泽与荣枯，这一观念无论在古代还是在现代，都有着深远的影响。古时，女子以两鬓乌黑的长发为美之象征，而今日虽时尚多变，染发成为个性表达，但白发的出现，无论是何时，都难免令人心生感慨。

中医理论认为，"其华在发"，"发为血之余"，意指头发的光泽与生长离不开肾精与血液的滋养。而"精血互生"的理念更进一步强调了肾精与血液之间密不可分的联系。根据《素问·上古天真论》的记载，人体自然衰老的过程中，女子至42岁、男子至48岁左右，肾气逐渐衰退，导致头发由黑转白，这是生命规律的体现。

然而，白发早生并非全然由自然衰老所致。肾精的先天不足或后天耗损，均可导致人体提前进入衰老状态，表现为少年时期即出现白发，即所谓"少白头"。此外，情志的剧烈波动，如长期抑郁或过度忧虑，也会影响肝气的疏泄，导致气血运行不畅，进而影响到头发的营养供应，加速白发的产生。

中医还强调"肝肾同源"，意味着肝血与肾精在生理上相互依存、相互滋生。肝血不足会影响肾精的化生，反之亦然。因此，保持情志的平和与肝气的顺畅，对于维护头发的健康同样至关重要。

总之，头发的状态是身体内在健康状况的反映，尤其是肾精的充盈程度。在青壮年时期，保持肾气的充盛与气血的和谐，是保持头发乌黑亮丽的关键。而随着年龄的增长，若能通过合理的调养与保健，延缓肾气的衰退，也能在一定程度上推迟白发的出现，保持身心的健康与活力。

肾开窍于二阴，主大小便

在中医经典《素问·金匮真言论》中，有"（肾）开窍于二阴"之论，深刻揭示了肾脏与人体前后二阴（即生殖与泌尿器官及肛门）在排泄大小便功能上的紧密联系。这一理论不仅强调了肾在生殖系统中的核心地位，还进一步拓展了肾对大小便调控的广泛影响。

前阴作为生殖与泌尿的门户，其功能的正常与否，与肾的健康状态息息相关。肾主生长发育及生殖，因此阳痿、遗精等生殖系统疾病，多可从肾的虚实找到根源。当肾气虚弱，水液代谢失常，便会出现小便量少或尿频、夜尿增多、遗尿等症状，这些都是肾功能减弱的直接体现。

尽管历史上关于肾与大便关系的论述相对较少，但现代中医研究已逐渐认识到肾在大便形成与排泄中的重要作用。大便作为新陈代谢的产物，其形成与排泄过程离不开肾阳的温煦与肾阴的滋润。肾藏元阴元阳，为五脏阴阳之根本，因此肾的虚实直接影响大肠的传导功能与大便的性状。老年人常见的大便秘结，往往并非单纯的大肠燥热或胃火过盛，而是肾气不足、推动力减弱所致。此时，通过补肾的方法，如使用肉苁蓉等温补肾阳、润肠通便的药物，往往能取得显著疗效。

此外，临床上还可见到一种特殊的腹泻——五更泻，即患者多在清晨五更时分腹泻，并伴有夜尿、尿频等症状。这也是肾虚的一个典型表现，治疗时同样需从补肾入手，以恢复肾脏对大小便的正常调控能力。

肾作为人体的重要脏器，不仅主宰着生殖与泌尿系统的功能，还通过其独特的阴阳平衡机制，间接或直接地影响着大便的排泄。

肾主冬，冬季重养肾

冬季养生：重在养肾，藏阳保精

冬季作为自然界万物收藏的季节，其气候特征鲜明，寒风凛冽，阴气极盛，阳气内敛，大地一片萧瑟，草木凋零，虫豸蛰伏，寒潮不时侵袭。人体亦顺应此规律，阳气内收，新陈代谢减缓，此乃自然法则，非人力所能轻易改变。

在《素问·六节藏象论》中，肾被赋予了"主蛰，封藏之本，精之处也"的重要地位，是全身精气的源泉与贮藏之地。肾不仅关乎生殖繁衍，更与骨骼强健、头发乌黑光泽紧密相连，其生理功能通过外在表征得以显现。同时，肾作为阴中之少阴，与冬季的阴寒之气相通，因此冬季养生，首要之务便是养肾。

五行学说认为，冬季属水，与肾相应，强调封藏之道。在寒冷的冬季，万物收敛阳气，减少代谢，以待春生。人体亦应如此，避寒保暖，敛阴护阳，通过养肾气来顺应自然规律。《遵生八笺》便提出了"（冬三月）闭精塞神，以厚敛藏"的养生理念，体现了古人对冬季固护阴精的重视。

《素问·四季调神大论》进一步阐述了冬季养生的具体方法，"冬三月，此谓闭藏，水冰地坼，无扰乎阳，早卧晚起，必待日光，使志若伏若匿"，

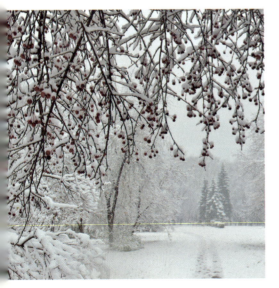

强调在冬季要减少阳气耗散，保持情绪内敛，避免过度扰动阳气。同时，人们通过调整作息，早睡晚起，以待日光，使身体得到充分的休息与恢复。此外，还应注意保暖，避免皮肤过度暴露于寒冷之中，以防阳气外泄。

冬季养肾，不仅是为了助阳御寒，更是为了防老长寿。肾气充盈，则人体精力充沛，筋骨强健，思维敏捷，有利于延年益寿；若肾气亏损，则阳气虚弱，腰膝酸软，易患疾病。

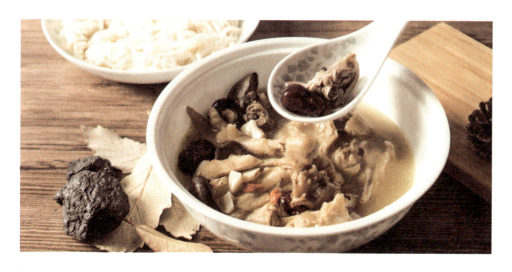

冬季养肾，需遵循进补四忌

冬季严寒，人体为维持体温恒定，需消耗大量能量。因此，"三九"严寒之际进补，能有效将营养物质转化为能量储存于体内，为身体提供充足的热量与营养。特别是冬至之后，阴气极盛而阳气初生，此时进补恰如春种秋收，能滋养元气，养精蓄锐，为来年的健康奠定坚实基础。

然而，进补并非盲目而行，需讲究对象与方法，方能有的放矢、事半功倍。中医与现代医学均强调"补其不足"，即根据个体体质差异，精准补充所需营养，对于健康无虚之人，盲目进补反失其意。因此，冬令进补前，建议先进行"底补"，如芡实炖牛肉、芡实大枣花生汤等，以调整脾胃功能，为后续进补打下良好基础。

历代医家总结的冬令进补"四忌"，更是进补过程中的重要指导原则：

一忌无虚滥补。无虚而补，不仅浪费资源，还可能导致阴阳失衡，扰乱脏腑功能。

二忌虚不受补。虚弱之人若补之不当，不仅无益，还可能加重病情，出现一系列不良反应。因此，进补需根据虚证类型，选用合适的补益药物。

三忌闭门留寇。生病时若急于进补，易致病邪滞留体内，难以祛除。应先祛邪再进补，或攻补兼施，避免闭门留寇之误。

四忌守药待康。补品虽好，但康复之道还需综合调养。加强体育锻炼、注意饮食卫生、保持良好生活习惯与精神状态，方能全面促进健康恢复。

{冬季保暖，这三个部位是重点}

在冬季的寒冷气候中，人体有三个部位尤为脆弱，容易成为寒气侵袭的突破口，分别是头部、背部与足部。因此，在冬季保暖的策略中，我们必须特别关注并妥善保护这三个区域。

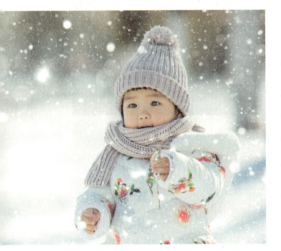

首要关注的是头部。中医理论视头为"诸阳之会"，汇聚了人体十二条经脉与奇经八脉，拥有近50个穴位，是阳气汇聚与流通的枢纽。当头部受到寒冷侵袭时，不仅会影响到头部的健康，还会通过经脉波及全身，引发五脏六腑的寒性疾病。现代医学亦强调，头部作为大脑神经中枢的所在地，每日能耗巨大，且因皮肤薄、血管丰富、毛发密集，散热量极大。若冬季不加以保护，头部将迅速散失热量，消耗机体能量，长此以往可能导致高血压、脑出血、神经性头痛、感冒及面神经麻痹等健康问题。尤其体质虚弱者，更需警惕"脑后风"的危害，采取有效的防寒措施，确保头部温暖。

接下来是背部。中医赋予背部极高的地位，称之为"阳中之阳"与"阳脉之海"，意指背部是阳气汇聚与守护的重地。背部的督脉在《黄帝内经》中被赞誉为"阳脉之海"，不仅与肝、肾等脏腑紧密相连，还上贯心喉，主宰一身之阳气。若背部保暖不当，寒风将乘虚而入，损伤阳气，影响全身健康。特别对于女性而言，督脉的健康直接关系到生育能力，因此更需重视背部的保暖。此外，背部的足太阳膀胱经作为抵御外邪的第一道防线，也需得到妥善保护，以免引发恶寒、高热等不适。

最后是足部。足部素有"第二心脏"之称，与全身脏腑经络紧密相连，承载着人体一半以上的经脉起点。足部拥有60多个穴位，是三阴经与三阳经的交会点，对于调节内脏功能、促进气血循环具有不可替代的作用，因此足部保暖对于维持全身健康至关重要。若足部长期受寒，不仅会影响睡眠质量，还可能引发腹泻、腹胀、尿频等脏器受寒症状。

冬日养肾护肾，自制足疗中药包

中医认为，双足乃人体之根，通过经络系统与全身各脏腑紧密相连，形成了一个有机的整体。足部不仅分布着众多与脏腑相对应的腧穴，还是足三阴经与足三阳经的起始与终结之地，这些经脉又进一步与手三阴经、手三阳经相连，循行全身，强化了足部与全身各组织器官之间的联系。因此，对足部进行适当的刺激与护理，不仅能够促进气血运行，还能有效调节人体各脏腑的功能。

冬季是养肾护肾的黄金时期，而泡脚作为一种简单而有效的足部护理方式，深受广大群众的喜爱。尤其是加入适当中药的足浴疗法，更是将泡脚的功效发挥到了极致。通过药物的温热作用与透皮吸收，中药能够直接作用于人体经络与脏腑，发挥其独特的药理效应，达到养肾护肾、强身健体的目的。

以下我们为您精选了几款适合冬季养肾护肾的自制足疗中药包配方，供您参考。

温阳益精方：适用于肢冷畏寒、精神萎靡、腰膝酸软等症状。配方，补骨脂、当归、菟丝子各15克，金樱子12克，淫羊藿、怀牛膝、巴戟天、小茴香、肉桂、杜仲各10克，沉香5克。

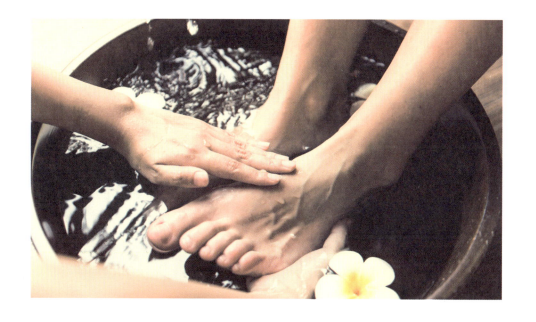

益肾养阴方：适用于气阴两虚所致的四肢无力、腰酸腿软、心悸多梦等症状。配方由枸杞子、山药、五味子、天冬、麦冬、生地黄、熟地黄各15克组成。

滋阴补血方：适用于肝肾阴虚引起的腰膝酸软、头晕目眩、耳鸣耳聋等症状。配方，熟地黄、丹皮、山药各15克，黄芪10克，当归、茯苓、山茱萸各12克，泽泻9克。

温补肾阳方：专为肾阳不足、腰痛腿软、下肢寒冷的患者设计。配方，川牛膝、熟地黄、山药各15克，桂枝、甘草、山茱萸、泽泻各12克，丹皮、炮姜各8克，附子6克。

滋阴补肾方：适用于真阴不足、头晕目眩、遗精滑精等症状。配方，川牛膝15克，熟地黄、山药、山茱萸各12克，生地黄、菟丝子各10克，当归8克。

滋补肝肾方：适用于耳鸣患者，具有养阴聪耳的功效。配方，菟丝子50克，杜仲40克，怀牛膝30克，川芎15克。

降压降脂方：专为中老年原发性高血压、高血脂患者设计，具有软坚散结、补肝肾、强筋骨的作用。配方，海藻60克，生山楂50克，桑寄生40克，杜仲30克。

滋补肝肾强骨方：适用于气血两虚、性功能减退及心血管疾病的中老年患者。配方，女贞子50克，旱莲草40克，桑寄生30克，鹿角霜、辣椒各20克。

宁心安神方：适用于中老年体弱、力不从心者，具有滋补肝肾、益精填髓、滋阴补血及宁心安神的功效。配方，菟丝子、覆盆子、熟地黄各30克，车前子20克，五味子15克，枸杞子10克。

祛风湿强筋骨方：适用于各种疲劳症状，尤其是生理性疲劳。配方，桂枝60克，刺五加50克，甘草5克。

制作时，只需将适量药材包裹好，用清水浸泡后煎煮，再倒入足浴桶中，加入温水调至适宜温度（建议39~41℃），浸泡25~30分钟即可。享受这份来自足底的温暖与滋养，会让您的冬日过得更加健康与舒适。

﹛远离憋尿，守护肾脏健康﹜

许多人都曾有过憋尿的经历，殊不知这一行为会影响肾脏健康。办公室一族，尤其是那些饮水不足、习惯长时间憋尿的人，更是在无形中为肾脏疾病敞开了大门。肾炎、肾病综合征等肾脏问题，往往与长期憋尿有着千丝万缕的联系。

长期憋尿对膀胱的损害尤为严重。膀胱壁内的神经控制着膀胱的收缩，长时间憋尿会导致这些神经因缺血或过度拉伸而受损，进而引发小便疼痛、尿频、尿不尽等后遗症。古人有云："水泉不止者，是膀胱不藏也。"此意指膀胱功能失调，尿液无法正常控制。在极端情况下，憋尿过多还可能造成膀胱破裂，危及生命。

此外，憋尿还容易引发泌尿系统感染。膀胱与尿道连接处是细菌滋生的温床，频繁憋尿会使细菌大量繁殖，增加感染风险。女性长期憋尿还可能压迫子宫，影响发育，甚至导致痛经或腰痛，还可能出现膀胱颈部增生，进而诱发尿潴留。男性可能因此引发前列腺增生。

肾脏疾病的早期往往缺乏特异性症状，许多患者因此错过最佳治疗时机。了解肾脏疾病的信号至关重要，如小便泡沫多且长时间不消散、尿液颜色异常、尿量骤减或增多等，都可能是肾脏病变的征兆。特别是夜尿增多，对于 60 岁以下的人群来说可能是肾脏功能下降的早期信号。

因此，无论工作多么繁忙，我们都应记得多喝水，并按时排尿，摒弃憋尿等不良习惯，关注身体发出的每一个信号，一旦发现异常应及时就医。

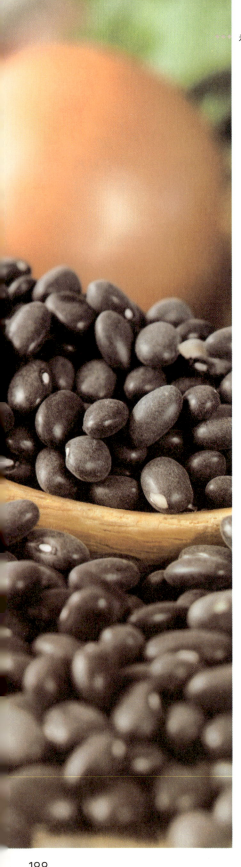

吃对食物能养肾

黑色食物养肾

根据《黄帝内经》中的"五色应五脏"原理，黑色与肾相对应，食用黑色食物能够滋养肾脏，增强其功能。肾在中医理论中被视为先天之本，主藏精，主水，主纳气，具有极其重要的生理功能。而黑色食物如黑米、黑豆、黑芝麻等，多具有甘、温或平的性味，归肾经或肝、肾经。这些性味归经的特点使黑色食物能够温补肾阳、滋养肾阴，从而达到养肾的效果。

现代医学研究表明，黑色食物中富含多种营养成分，如蛋白质、脂肪、矿物质（如铁、钙、锌等）、维生素，这些成分对肾脏功能的维持和改善具有积极作用。例如黑米中含有丰富的蛋白质、氨基酸和多种微量元素，黑豆富含优质蛋白、不饱和脂肪酸及大豆异黄酮等活性物质，黑芝麻则含有丰富的不饱和脂肪酸、维生素E和钙等。黑色食物中的黑色素类物质具有强大的抗氧化和抗炎作用，这些物质能够清除体内的自由基，减少氧化应激对肾脏的损害，从而保护肾脏健康。

咸入肾，能温阳补肾

中医认为，酸、苦、甘、辛、咸五味分别与肝、心、脾、肺、肾五脏相对应。咸味属水，与肾脏相应。肾脏在中医中被认为是"主水"的脏器，负责调节体内水液的代谢和平衡。咸味食物能够协助肾脏完成这一功能，通过调节人体细胞和血液的渗透压平衡，以及促进水盐代谢的顺利进行，从而维持体内环境的稳定。适量摄入咸味，可以起到温阳补肾的功效。李时珍在《本草纲目》中提到的"盐为百病之主，百病无不用之"及"服补肾药用盐汤者，咸归肾，引药气入本脏也"，进一步印证了咸味与肾脏之间的密切联系。

虽然咸味对肾脏有诸多益处，但过量摄入却会适得其反。高盐饮食不仅损害发质，导致头发枯黄、头屑增多及脱发问题，更对心血管系统构成严重威胁，增加心脑血管疾病、糖尿病及高血压的风险。从中医角度看，长期高盐饮食会耗损肾气，影响人体的生命活力与各项生理功能，表现为肌肉无力、精神萎靡等症状。

因此，保持饮食中的盐分平衡至关重要。适量摄入咸味食物，既能满足身体需求，促进健康，又能避免过量带来的负面影响。在日常生活中，我们应当注意控制食盐的使用量，选择低盐饮食，以维护肾脏及整体健康。

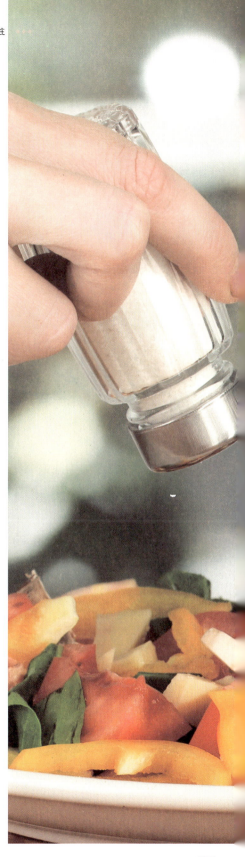

常见的养肾佳品

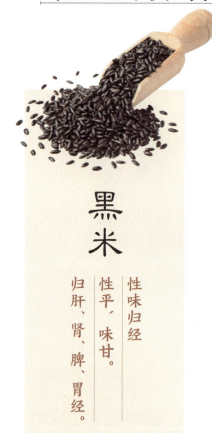

黑米

性味归经

性平，味甘。

归肝、肾、脾、胃经。

对肾的益处

中医认为黑色入肾，黑米具有补肾阴的作用，有助于改善肾阴亏虚的症状，如五心烦热、潮热、盗汗、心烦失眠、头晕耳鸣、舌质红、苔少、脉细等。对于有此类症状的人群，黑米可以作为辅助食疗的选择。黑米不仅补肾，还能滋阴、健脾暖肝、明目活血、涩精补遗。

现代医学认为，黑米富含蛋白质、氨基酸及铁、钙、锰、锌等矿物质，这些营养成分对肾脏健康至关重要，特别是锰、锌，对维持肾脏的正常生理功能有积极作用。黑米中含有丰富的花青素等抗氧化物质，能够清除体内的自由基，减少氧化应激对肾脏的损伤。

养肾妙方

黑米大枣粥

材料：黑米 100 克，大枣 8 枚，冰糖适量。

做法：1. 洗净食材，大枣去核，黑米提前浸泡 3~5 小时。

2. 将黑米、大枣放入锅中，加适量水，大火烧开后转小火煮 40 分钟。

3. 煮至粥稠米烂，加冰糖续煮 1~2 分钟至溶化即可。

功效：滋养肝肾，补气养血，安神定志。适合体质虚弱、气血不足的人群食用。

黑米桂圆糯米饭

材料：黑米、糯米各 50 克，桂圆肉 15 克。

做法：1. 黑米和糯米提前浸泡 4~6 小时。

2. 将黑米和糯米放入电饭煲，加入适量的清水，选择"煮饭"功能。

3. 待米饭快熟时，在米饭中间放入桂圆肉即可。

功效：健脾益胃，补肾安神，对于提高睡眠质量、缓解疲劳有很好的效果。

黑米黑豆汤

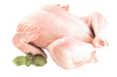

材料：黑米、黑豆各 50 克，白糖适量。

做法：1. 洗净食材，黑米和黑豆提前浸泡 4~5 小时。

2. 将黑米、黑豆放入锅中，加适量清水煮汤。

3. 大火煮沸后，撇去浮沫，转小火慢炖。

4. 炖至食材熟烂、汤液浓稠，加白糖拌匀即可。

功效：补肾益气，养血明目。适合长期用眼、视力疲劳的人群。

黑米鸡肉汤

材料：黑米 100 克，鸡肉 400 克，香油、盐各适量。

做法：1. 洗净食材，鸡肉切小块，沸水汆去血水和腥味。

2. 将黑米和鸡肉放进砂锅，加适量水，大火煮沸转小火慢炖。

3. 待食材熟透，加香油和盐调味即可。

功效：补肾益气，养血活血。适合产妇及病后体虚者食用。

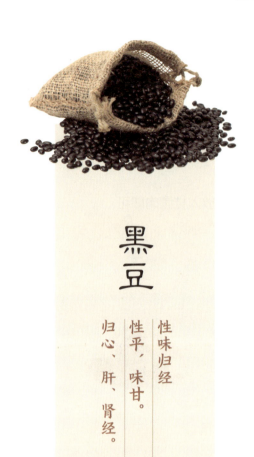

黑豆

性味归经

性平，味甘。

归心、肝、肾经。

对肾的益处

中医认为，黑豆作为黑色食物，具有补肾益精的作用。它能够滋补肾脏，增强肾脏功能，对于肾虚引起的腰膝酸软、头晕耳鸣、畏寒肢冷等症状有一定的改善作用。黑豆还具有祛风除湿、调中下气、解毒利尿的功效，有助于缓解因肾虚或其他原因引起的尿频、腰酸等症状。

现代医学研究表明，黑豆富含蛋白质、多种氨基酸、维生素（如维生素 E）及矿物质（如锌、钙、磷等）等营养成分，对维持肾脏的正常生理功能具有重要作用。黑豆中的维生素 E 等抗氧化物质，能够清除体内的自由基，减少氧化应激对肾脏的损害。

养肾妙方

黑豆粥

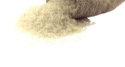

材料：黑豆 150 克，粳米 100 克，冰糖适量。

做法：1. 洗净食材，将黑米提前浸泡一夜。

2. 将黑豆、粳米放入锅中，加适量水熬粥。

3. 煮至食材熟透，加冰糖续煮 1~2 分钟至溶化即可。

功效：温补肾气，增强体质。

黑豆猪肚汤

材料：黑豆 50 克，猪肚 250 克，姜片、陈皮、盐各适量。

做法：1. 洗净食材，黑豆提前浸泡一夜，猪肚切小块焯水去腥。

2. 将黑豆、猪肚、姜片、陈皮放入砂锅，加入适量水炖汤。

3. 炖至食材熟烂后，加盐调味即可。

功效：补肾养肾，健脾益胃，可缓解肾虚引起的腰膝酸软、乏力
等不适症状。

黑豆炖猪脚

材料：黑豆 100 克，猪脚 450 克，姜 3 片，盐、料酒、胡椒、油各适量。

做法：1. 洗净食材，黑豆提前浸泡一夜，猪脚切小块。

2. 锅中油热后，下猪脚翻炒 1 分钟，捞出。

3. 将所有食材放入砂锅，加适量水，大火烧开后
转小火炖 150 分钟。

4. 炖至猪脚软烂，黑豆熟透，加盐调味即可。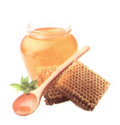

功效：补肾益精，滋阴健脾。

黑豆豆浆

材料：黑豆 100 克，蜂蜜适量。

做法：1. 洗净黑豆，提前用清水浸泡 6~8 小时。

2. 将黑豆放进破壁机，加适量水，打浆。

3. 装入杯中，加蜂蜜调味即可。

功效：补肾益精，促进代谢，可改善肾虚引起的腰膝酸软、头晕耳
鸣等症状。

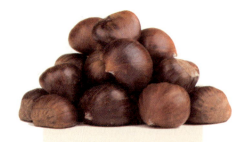

板栗

性味归经

性温，味甘。

归脾、胃、肾经。

对肾的益处

中医认为，板栗具有补肾强筋的功效，能够滋养肾脏、强健筋骨，对于肾虚引起的腰膝酸软、腰腿无力等症状有一定的缓解作用。生食板栗的补肾效果更佳，可以防治腰腿疼痛、腰膝酸软、牙齿过早松动脱落等症。但需注意，生吃不是直接食用新鲜板栗，而是食用风干后的生板栗。

现代医学研究表明，板栗含有丰富的膳食纤维、脂肪、蛋白质、维生素，以及钙、磷、铁、钾等矿物质，这些成分有利于维持肾脏的正常功能和促进肾脏健康。板栗中的膳食纤维能促进代谢，有助于体内废物的排出和毒素的清除，减轻肾脏的负担。

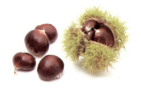

养肾妙方

板栗猪肾粥

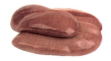

材料：板栗 10 个，猪肾、粳米各 100 克，姜片、盐、料酒各适量。

做法：1. 将板栗去壳，猪肾洗净切片。

2. 粳米淘洗干净后，与板栗、猪肾一同放入锅中，加入姜片和料酒。

3. 加入适量清水，大火煮开后转小火慢炖至粥熟烂，加盐调味即可。

功效：健脾补肾。适用于调理肾虚所致的腰膝酸软、脚弱乏力等症状。

板栗大枣粥

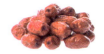

材料：板栗 10 个，大枣 8 枚，糯米、粳米各 50 克。

做法：1. 糯米和粳米淘洗干净，提前浸泡 3~4 小时。

2. 大枣去核，板栗去壳切小块。

3. 锅中放入糯米、粳米、大枣、板栗块，加适量水，熬粥。

4. 大火煮开后转小火慢炖至粥稠即可。

功效：健脾养胃，补气养血。

板栗炒紫甘蓝

材料：紫甘蓝 300 克，板栗肉 100 克，干虾仁 20 克，葱段、姜丝、油、盐、味精、胡椒粉、香油各适量。

做法：1. 洗净食材，紫甘蓝切成菱形片，干虾仁温水泡发。

2. 锅中放油烧热，加入葱段、姜丝炝锅，倒入虾仁和板栗肉，用大火炒出香味。

3. 倒入紫甘蓝，大火翻炒均匀，倒入清汤，加盖焖至板栗熟透。

4. 加盐、味精、胡椒粉调味，淋入香油即可。

功效：滋阴养生，强筋壮腰。适用于调理肾阴虚遗精、滑精及五脏烦热、腰肋隐痛等症状。

板栗泡酒

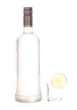

材料：板栗 120 克，白酒 500 毫升。

做法：1. 将板栗洗净拍碎，装入干净的玻璃瓶内。

2. 倒入 500 毫升白酒，加盖密封，放置于阴凉处，经常摇动。

3. 7 天后即可开封饮用，每天早晚各喝 1 次，每次空腹喝 10~25 毫升。

功效：补肾助阳、益脾胃。适合阳痿、滑精、精神不振、不思饮食、体倦等症状的人群饮用。

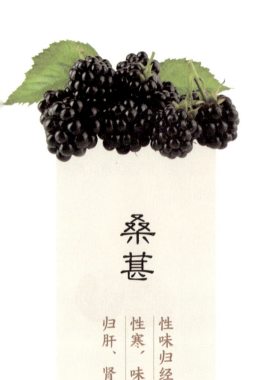

桑葚

性味归经
性寒、味甘、酸。
归肝、肾经。

对肾的益处

桑葚具有滋阴补血、生津润燥、补肝益肾等功效，可以补充肾阴，改善肾阴虚引起的腰膝酸软、头晕耳鸣、失眠多梦、五心烦热、潮热盗汗等症状。桑葚还能生津润燥，有助于缓解因肾阴不足而引起的内热消渴症状。

现代医学研究表明，桑葚中含有丰富的抗氧化物质，如花色苷、维生素 C 等，这些抗氧化物质能够清除体内的自由基，减轻肾脏的氧化应激损伤，保护肾脏细胞免受损害。桑葚富含多种营养物质，对肾脏有一定的保护作用，能够维持肾脏的正常生理功能。

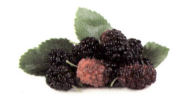

养肾妙方

桑葚糯米粥

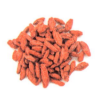

材料：桑葚、糯米各 60 克，枸杞子 5 克，冰糖适量。

做法：1. 将新鲜桑葚、糯米和枸杞子清洗干净。
2. 将所有材料放入锅内，加入适量的水。
3. 大火煮开后，转小火熬煮约 20 分钟。
4. 加入冰糖调味，搅拌均匀后即可食用。

功效：补肝益肾，滋阴补血，有助于改善肾虚引起的腰膝酸软、头晕目眩等症状。

桑葚燕麦粥

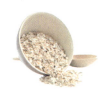

材料：新鲜桑葚、燕麦各 40 克，冰糖适量。

做法：1. 新鲜桑葚和燕麦清洗干净。

2. 将所有材料放入锅内，加入适量的水。

3. 熬煮成粥状，食用前加入冰糖调味。

功效：补肾益肾。有助于降低血压，清理血液中过多的胆固醇。

桑葚核桃仁汁

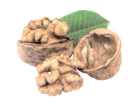

材料：新鲜桑葚 70 克，核桃仁 20 克。

做法：1. 洗净食材，核桃仁剁碎备用。

2. 将桑葚和核桃仁倒入榨汁机，加适量水，榨汁。

3. 倒入杯中，即可饮用。

功效：补肾填精，延缓衰老，美容养颜，明目乌发。

桑葚干泡水

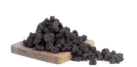

材料：桑葚干 4 克。

做法：1. 杯中放入桑葚干，加适量温水冲泡。

2. 盖上杯盖，闷泡 10 分钟。

3. 揭盖，即可饮用。

功效：补肾益精，养肝明目。适合肝肾亏虚、精血不足的人饮用。

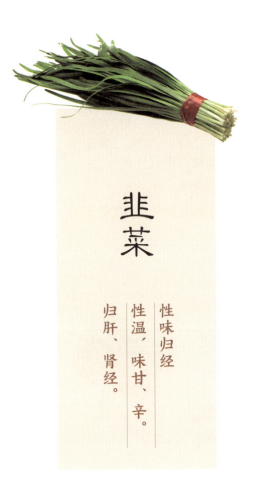

韭菜

性味归经
性温，味甘、辛。
归肝、肾经。

对肾的益处

韭菜被中医誉为"起阳草"，具有温中健脾、补肾壮阳的功效，可以有效地解决因肾阳亏虚而导致的阳痿、早泄等男性性功能问题。韭菜能温补肾阳，增强肾脏的生理功能，从而缓解肾阳虚引起的各种症状，如腰膝酸软、畏寒肢冷等。

现代医学研究表明，韭菜中含有丰富的营养成分，如膳食纤维、维生素 C、锌元素等，能够提供肾脏所需的营养物质，促进肾脏的代谢和排毒功能。特别是锌元素，对于男性的生殖健康至关重要，可以提高精子质量和活性，从而有助于维护生殖功能。

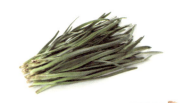

养肾妙方

韭菜炒羊肝

材料：韭菜 150 克，羊肝 120 克，姜丝、油、盐、黄酒各适量。

做法：1. 洗净食材，韭菜切段，羊肝切成薄片备用。

2. 锅中油热后，先下姜丝爆香，再下羊肝片和黄酒炒匀。

3. 最后放韭菜和盐，急炒至熟即可。

功效：补肾壮阳，生精补血，养肝明目，对男性阳痿、早泄等症状有一定的改善作用。

韭菜粥

材料： 新鲜韭菜 40 克，粳米 100 克，盐少许。

做法： 1. 韭菜洗净，切碎备用。

2. 粳米洗净，放入锅中，加适量水煮至粥熟。

3. 在粥快熟时，加入韭菜和盐，继续煮几分钟即可。

功效： 补肾壮阳，固精止遗，健脾养胃，有助于改善因肾阳虚引起的腰膝酸软、畏寒肢冷等症状。

韭菜炒鸡蛋

材料： 韭菜 200 克，鸡蛋 3 个，盐、油各适量。

做法： 1. 洗净食材，韭菜切小段，鸡蛋打入碗中加盐拌匀。

2. 锅中加油烧热后，倒入鸡蛋液，煎至两面金黄后盛出备用。

3. 锅中再加油烧热后，下入韭菜段翻炒至断生。

4. 最后加入炒好的鸡蛋块，加盐调味，翻炒均匀即可。

功效： 补肾壮阳，固精止遗，健脾养胃。

韭菜子粥

材料： 韭菜子 5 克，粳米 45 克，盐适量。

做法： 1. 韭菜子小火炒熟，与淘洗干净的粳米放入砂锅。

2. 加适量水，大火烧开后转小火慢煲煮粥。

3. 待粥熟米烂后，加盐调味即可。

功效： 补肝益肾，壮阳固精。适用于肝肾不足、肾阳虚衰、肾气不固引起的阳痿遗精、腰膝冷痛等症状。

养肾的中药

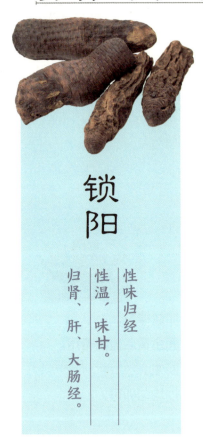

锁阳

性味归经

性温，味甘。

归肾、肝、大肠经。

对肾的益处

　　锁阳具有补肾壮阳的功效，能够滋补肾阳，增强性欲，对于治疗肾阳虚引起的男性性功能障碍，如阳痿、早泄等，有一定的辅助疗效。锁阳还能改善因肾虚引起的腰膝酸软、遗精滑泄等症状，有助于恢复肾脏的正常生理功能。

　　现代医学研究表明，锁阳含有多种生物活性成分，如黄酮类化合物和多糖类物质等，这些成分具有抗氧化和抗衰老的特性，能够提升机体的免疫功能，对抗感染和疾病。锁阳对内分泌系统具有一定的调节作用，有助于平衡体内激素水平，对于因内分泌失调而引起的肾脏问题，如肾功能异常、水肿等，有辅助治疗的作用。

养肾妙方

锁阳补肾茶

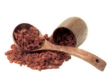

材料：锁阳、枸杞子各 10 克，大枣 3 枚，蜂蜜适量。

做法：1. 将锁阳、枸杞子和大枣洗净，放入茶壶中。

　　　2. 加入适量沸水，浸泡 10~15 分钟。

　　　3. 根据个人口味，加入蜂蜜调味即可。

功效：温补肾阳，补气养血。适用于肾阳不足、腰膝酸软等症状。

锁阳羊肉粥

材料：锁阳 15 克，羊肉、粳米各 100 克，生姜适量，盐
少许。

做法：1.洗净食材，锁阳提前浸泡半小时，羊肉切丁，生姜切片。

2.将粳米、锁阳、羊肉、生姜一同放入锅中，加入适量
清水。

3.大火煮沸后转小火慢炖至粥成，加入盐调味即可。

功效：温阳补肾，可改善肾虚引起的阳痿、早泄等症状。

锁阳泡酒

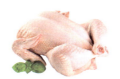

材料：锁阳 50 克，白酒 500 毫升。

做法：1.锁阳洗净，晾干后切成薄片。

2.将锁阳片放入干净的玻璃瓶中。

3.加入白酒，密封瓶口。

4.放置于阴凉干燥处，浸泡 15~30 天即可饮用。

功效：温补肾阳，活血通络，对肾虚引起的阳痿、腰膝酸软等症状
有一定的改善作用。

锁阳炖鸡

材料：锁阳 20 克，鸡肉 500 克，生姜适量，盐少许。

做法：1.锁阳洗净，鸡肉切块，生姜切片。

2.将鸡肉、锁阳、生姜一同放入锅中，加入适量清水。

3.大火煮沸后转小火慢炖 1~2 小时，加入盐调味即可。

功效：滋补肝肾，增强体质。适用于肾阳不足、腰膝酸软、精神萎
靡等症状的调理。

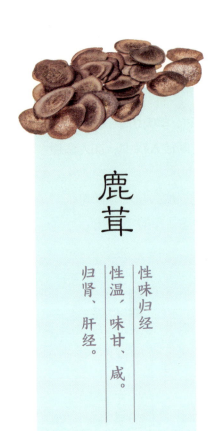

鹿茸

性味归经

性温，味甘、咸。

归肾、肝经。

对肾的益处

鹿茸是中医常用的补肾壮阳药物，能够温暖肾阳，增强肾脏功能，对于肾阳虚引起的阳痿、早泄、性功能障碍等症状也有较好的治疗效果。鹿茸还能缓解因肾阳虚导致的头晕、耳鸣、腰膝酸软、畏寒肢冷等症状，有助于恢复肾脏的正常生理功能。

现代医学研究表明，鹿茸能够增强机体的免疫功能，提高机体对疾病的抵抗力，有助于防治肾脏疾病。鹿茸具有刺激性激素分泌的作用，能够调节内分泌系统的平衡，对于改善因性激素分泌不足引起的性功能障碍、不孕症等有一定的帮助。

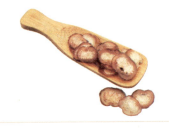

养肾妙方

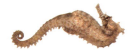

鹿茸壮阳酒

材料： 蛤蚧 1 对，海马、鹿茸各 10 克，红参 15 克，枸杞子 50 克，淫羊藿、五味子各 30 克，白酒 2500 毫升。

做法： 1. 洗净药材，蛤蚧、海马、鹿茸、红参切成适当大小，以便更好地释放药效。

2. 将药材放入干净的玻璃容器中，加入白酒，密封瓶口。

3. 放置于阴凉干燥处，浸泡 7 天后即可饮用。

功效： 补肾壮阳，补益精血，强健筋骨。

鹿茸炖鸡汤

材料：鹿茸片适量，鸡肉 500 克，生姜 3 片，盐适量。

做法：1. 鸡肉洗净切块，焯水去腥。

2. 将鸡肉、鹿茸片、生姜一起放入炖锅中，加入适量清水。

3. 大火烧开后转小火慢炖 2~3 小时，直至鸡肉熟烂，加盐调味即可。

功效：补肾益精，强身健体。

鹿茸茶

材料：鹿茸片 2~3 克，蜂蜜适量。

做法：1. 将鹿茸片放入茶杯中。

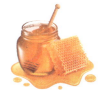

2. 加入沸水，盖上杯盖闷泡 10~15 分钟。

3. 根据个人口味加入蜂蜜调味即可。

功效：补肾壮阳，提神醒脑。

鹿茸粥

材料：鹿茸粉 3 克，粳米 100 克，姜片、盐各适量。

做法：1. 洗净食材，锅中放入粳米，加适量清水，大火煮沸。

2. 加入鹿茸粉和姜片，小火熬煮 30 分钟至粥稠米烂。

3. 根据个人口味，加盐调味即可。

功效：温肾补阳，填补精血。适用于肾阳衰虚、腰膝酸软、阳痿、早泄等症状。

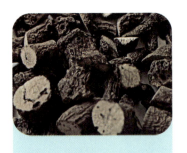

仙茅

性味归经

性温、味辛、有小毒。

归肾、肝经。

对肾的益处

仙茅被中医视为补肾阳的专药，能够刺激肾脏细胞活性，增强肾脏功能，从而改善肾阳虚弱的症状。仙茅中的仙茅苷、仙茅素等活性成分在补肾壮阳方面发挥着重要作用。对于男性而言，仙茅有助于治疗阳痿、早泄、遗精等症状，提高性功能；对于女性，仙茅也可用于治疗性冷淡、腰膝冷痛等与肾阳虚相关的症状。

现代医学研究表明，仙茅具有雄激素样作用，能够调节人体内的性激素水平，从而改善与性激素相关的肾脏疾病。仙茅中的抗氧化物质，如仙茅苷、仙茅素等能够清除体内的自由基，有助于保护肾脏细胞免受氧化损伤，延缓衰老。此外，仙茅还具有调节免疫系统、抗炎与抗菌的功效。

养肾妙方

仙茅炖猪腰

材料： 仙茅 12 克，猪腰 2 个，料酒 10 毫升，姜、盐各 5 克，葱 10 克，上汤 300 毫升。

做法： 1. 洗净食材，仙茅装入纱布袋内，猪腰去白色腰腺切块，姜切片，葱切段。

2. 将上汤倒入炖锅内，加入料酒，再放入猪腰、姜、葱、盐和仙茅纱布袋。

3. 大火煮沸后，转小火煮 35 分钟即成。

功效： 补气血，益肾阳。适用于高血压、阳痿、腰痛患者。

仙茅补肾酒

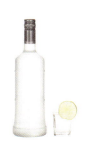

材料：仙茅 200 克，白酒 1000 毫升。

做法：1. 将仙茅切碎，置容器中，加入白酒。

2. 密封浸泡 7 天后，过滤去渣即成。

功效：补肾壮阳，祛风除湿。适用于阳痿、精冷、畏寒、腰膝冷痛、女子宫寒不孕等症。

仙茅炖羊肉

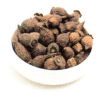

材料：羊肉 500 克，金樱子、仙茅各 15 克，葱花、姜、料酒、盐各适量。

做法：1. 洗净食材，羊肉切块。

2. 将所有材料同入锅中，加适量清水煮沸后，加入调料。

3. 煮至羊肉熟烂后，加入盐、葱花调味，再煮一二沸即成。

功效：温肾固精。适用于肾虚阳痿、遗精、早泄、腰膝酸软、尿频、遗尿、白带过多等症状。

仙茅老鸽汤

材料：老鸽 2 只，制仙茅 10 克，山药 10 克，大枣 2 枚。

做法：1. 将食材洗净，大枣去核，老鸽晾干。

2. 将制仙茅、山药放进老鸽的肚子内。

3. 将老鸽放入汤盅，隔水蒸 40 分钟即可。

功效：温肾壮阳，健脾止泻，强筋骨，祛寒湿。适合肾阳不足、脾胃虚寒、筋骨冷痛等症状的人群食用。

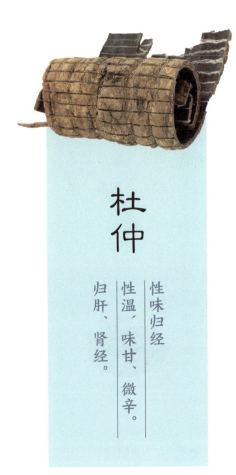

杜仲

性味归经

性温，味甘、微辛。

归肝、肾经。

对肾的益处

中医认为，杜仲具有滋补肝肾的功效，能够改善由肝肾不足引起的腰膝酸软、畏寒肢冷等症状，适合肾阳虚以及肾阴虚的患者使用。杜仲能强健筋骨，有效地防止肌肉骨骼老化，增强身体的抵抗能力，对骨质疏松、骨折愈合等骨科疾病有辅助治疗作用。

现代医学研究表明，杜仲中的有效成分能够调节人体免疫功能，提高抵抗力，对预防肾病有积极意义。杜仲还能够扩张血管，降低血压，对高血压、冠心病等心血管疾病有一定的辅助治疗作用。杜仲还可以用来治疗慢性肾小球肾炎、糖尿病、甲状腺功能减退、肾上腺皮质功能减退等肾阳不足所引起的疾病。

养肾妙方

杜仲炖猪腰

材料：杜仲 30 克，猪腰 300 克，姜片、盐各适量。

做法：1. 洗净食材。杜仲切小段；猪腰去除白色筋膜切片，焯水去腥。

2. 将杜仲、猪腰、姜片一起放入炖盅内，加入适量清水。

3. 放入蒸锅中，隔水炖煮约 2 小时，加盐调味即可。

功效：滋补肝肾，强健筋骨。

杜仲炖鸡

材料：杜仲 20 克，鸡肉块 500 克，黄芪 10 克，
　　　生姜 3 片，盐适量。

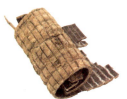

做法：1. 洗净食材，鸡肉块焯水去血沫。

　　　2. 将杜仲、黄芪、鸡肉块、生姜放入炖锅，加适量清水。

　　　3. 大火烧开后转小火慢炖 1~2 小时，直至鸡肉熟烂。

　　　4. 根据个人口味，加盐调味即可。

功效：补气养血，滋补肝肾。

杜仲茶

材料：杜仲 6 克。

做法：1. 杜仲洗净，切成片状。

　　　2. 将杜仲放入茶杯中，加入沸水冲泡。

　　　3. 盖上杯盖闷泡 5~10 分钟即可。

功效：滋补肝肾。

杜仲酒

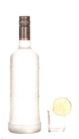

材料：杜仲 45 克，白酒 500 毫升。

做法：1. 杜仲洗净，切成片状。

　　　2. 将杜仲放入盛酒的瓶内，封口，每日摇晃一次。

　　　3. 浸泡 10 日后，即可取出饮用。

功效：滋补肝肾，强健腰膝。适用于治疗肾虚导致的腰膝酸痛。

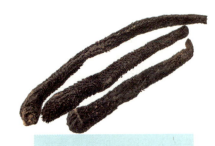

肉苁蓉

性味归经

性温，味甘、咸。

归肾、大肠经。

对肾的益处

中医认为，肉苁蓉能够温补肾阳，对于肾阳不足引起的腰膝酸软、四肢冰凉、畏寒怕冷等症状有一定的缓解作用；还能够滋养精血，改善精血不足导致的须发早白、筋骨痿软等症状。中医常将肉苁蓉用于治疗由于肾阳衰微、精血不足引起的阳痿、遗精等症，其药力比较和缓，药性不辛燥，适合肾阳虚患者长期服用。

现代医学研究表明，肉苁蓉的某些成分能够增强性功能，提高性欲，对于改善性冷淡、阳痿等症状有一定的帮助。此外，肉苁蓉还具有保护肝脏、抗衰老、降血脂、抗动脉粥样硬化、抗血栓等功效。

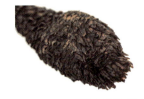

养肾妙方

肉苁蓉羊肉汤

材料： 肉苁蓉 20 克，羊肉 250 克，姜片、葱段、盐各适量。

做法： 1. 洗净食材，肉苁蓉切片，羊肉切块。

2. 将肉苁蓉、羊肉、姜片放入砂锅，加适量清水。

3. 大火烧开后转小火慢炖 1~2 小时，直至食材熟烂，汤色浓郁。

4. 加盐调味，撒上葱段即可。

功效： 补肾益精，滋补身体。适用于肾虚体弱、腰膝酸软的人群。

肉苁蓉粥

材料：肉苁蓉 10 克，粳米 100 克，大枣、冰糖各适量。

做法：1. 洗净食材，肉苁蓉切片，大枣去核。

2. 将肉苁蓉和粳米、大枣一起放入锅中，加适量清水。

3. 大火烧开后转小火慢煮，其间可适当搅拌，防止粘锅。

4. 煮至粳米熟烂，粥稠汤浓时，加入冰糖调味即可。

功效：补肾益精，健脾养胃。

鸡肉炖肉苁蓉

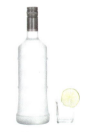

材料：肉苁蓉 30 克，鸡肉 300 克，料酒、盐各适量。

做法：1. 洗净食材，鸡肉切小块，肉苁蓉放入纱布袋扎紧。

2. 将鸡肉、肉苁蓉纱布袋放入砂锅，加料酒。

3. 大火煮沸后，转小火慢炖至鸡肉熟烂，加盐调味即可。

功效：补肾助阳，益气补血。适用于肾阳虚衰导致的阳痿、早泄、遗精等症状。

肉苁蓉酒

材料：肉苁蓉 30 克，白酒 360 毫升。

做法：1. 肉苁蓉洗净，切片。

2. 将肉苁蓉放入干净的玻璃瓶中，加入白酒。

3. 密封瓶口，每日摇晃 1~2 次，浸泡 7~15 天即可饮用。

功效：补肾益精，润肠通便。适用于肾阳不足、精血亏虚的人群。

金匮肾气丸

金匮肾气丸源自汉代医圣张仲景所著的《金匮要略》，其组方精妙，由熟地黄、山茱萸、山药、泽泻、茯苓、牡丹皮、桂枝、附子（炮）八味药组成。此方被誉为补肾的经典方剂，是由古方汤剂演化而来，兼具补血、补阴、补阳之功效。

方中，熟地黄作为君药，重在滋阴补肾；辅以山药与山茱萸，以滋养脾肾、益精补血；更添附子、桂枝之辛温大热，旨在助命门之火，温阳化气。君臣药物相辅相成，共奏补肾填精、温阳化气之效，体现了中医"阴中求阳"的治疗理念。从药物配比来看，补肾药占主导，温阳药则适量，体现了方剂的平衡之道。

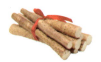

金匮肾气丸擅长弥补阴液之不足，辅助阳气之虚弱，主要用于治疗因肾气虚衰、肾阳不足所致的多种症状，如小便频数、排尿无力、余沥不尽等，同时亦能缓解因气虚导致的中气下陷，调节气机升降，减少排尿困难。此外，对于老年肾阳虚衰引起的喘咳、水肿、气短难卧等症状亦有显著疗效。

服用时，需遵循说明书指导，于餐前或餐后约1小时服用即可。由于中药疗效相对温和且丸剂体积较小，故需长期坚持服用方可见效。具体疗程长短因病而异，如治疗慢性腰腿痛，常以2周为一疗程，需2至4个疗程方显成效；前列腺增生则需10天为一疗程，通常需1至3个疗程；而老年性阴道炎，则每日一服，2至4个疗程可见效。

然而，即便金匮肾气丸为补肾阳之良方，无相关症状者亦不宜长期服用。体质虚弱、肾阳不足者，建议在医生的指导下确定服用时长。若肾虚以阴虚为主，特别是伴有内热者，应慎用此药，以免引发口干、烦热、牙痛等上火症状。

六味地黄丸

在日常生活中，当人们谈及肾虚问题时，六味地黄丸往往成为首先浮现在脑海中，甚至被部分人群误认为是万能的"肾药"，这主要归功于其悠久的历史背景和显著的疗效。

追溯其源，六味地黄丸并非现代人的发明，而是源自宋代儿科名医钱乙之手。他在经典医著《小儿药证直诀》中，对汉代张仲景的肾气丸进行了精妙调整，由八味减至六味，专为治疗小儿因先天肾气不足导致的"五迟"（立迟、行迟、发迟、齿迟、语迟）而设。

随着时间的推移，六味地黄丸的应用范围逐渐扩大，不再局限于儿科领域。如今它主要用于治疗肾阴亏虚、相火妄动所引起的遗精滑精、心烦失眠、潮热盗汗、眩晕腰酸、形瘦乏力等症状。对于慢性疾病导致的肝肾不足、肾阴亏损，六味地黄丸同样具有显著疗效。

六味地黄丸由熟地黄240克，山药、山茱萸各120克，茯苓、泽泻、丹皮各90克组成。将上药研为细末，炼蜜为丸，用法为每日2~3次，每次服6~9克，温开水或淡盐汤送服。从药物组成来看，六味地黄丸实现了三阴同补（补肾阴、补肝阴、补脾阴）的奇妙效果。熟地黄为君药，滋阴补肾，填精生髓；山茱萸与山药作为臣药，分别滋养肝肾与补脾益气，三者合力，共奏补益肝脾肾之功。而泽泻、丹皮、茯苓三药则为佐使，分别起到利湿、清泻肝火、淡渗脾湿的作用，以平衡药性，防止滋腻过甚。

然而六味地黄丸并非万能之药，更不宜作为保健品长期服用。其适用对象主要为肾阴虚而阳盛者，若体质为阴盛阳虚，服用后非但无益，反而可能加重病情，导致阳气更虚，出现乏力、精神不振等症状。